CONTRIBUTION A L'ÉTUDE

DE

L'ÉLONGATION DES NERFS

PAR

E. WIET

Docteur en médecine,
Préparateur de physiologie à la Faculté de médecine de Paris.

———

OUVRAGE ORNÉ DE **11** BOIS INTERCALÉS DANS LE TEXTE
ET DE **4** FIGURES HORS TEXTE.

———

PARIS
GERMER BAILLIÈRE, LIBRAIRE-ÉDITEUR,
Boulevard Saint-Germain, 108.

—

1882

CONTRIBUTION A L'ÉTUDE

DE

L'ÉLONGATION DES NERFS

PAR

E. WIET

Docteur en médecine,
Préparateur de physiologie à la Faculté de médecine de Paris.

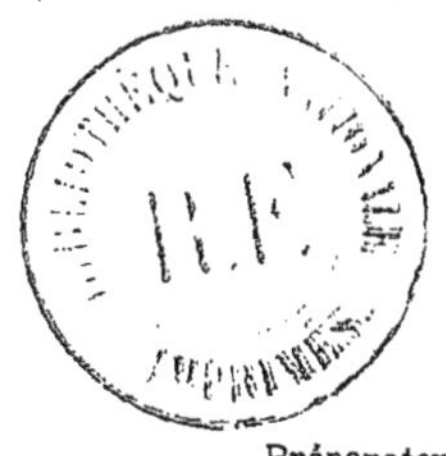

OUVRAGE ORNÉ DE 11 BOIS INTERCALÉS DANS LE TEXTE
ET DE 4 FIGURES HORS TEXTE.

PARIS
GERMER BAILLIÈRE, LIBRAIRE-ÉDITEUR,
Boulevard Saint-Germain, 108.

1882

A MON PÈRE ET A MA MÈRE

Hommage de respectueuse reconnaissance.

DE L'ÉLONGATION DES NERFS

INTRODUCTION.

L'élongation des nerfs, entrée dans le domaine de la chirurgie depuis quelques années, tend tous les jours à y prendre droit de cité d'une façon plus complète. Les élongations qui ont été pratiquées dans ces derniers temps en Allemagne, en Angleterre et en Amérique sont très nombreuses ; malheureusement elles ne semblent pas avoir été toujours bien indiquées dans les observations qui nous parviennent; c'est ce qui explique la multiplicité des insuccès qui y sont relatés. Il semble, en effet, que la plupart des médecins et des chirurgiens qui ont entrepris cette opération, éblouis par les résultats favorables que l'élongation a fournis au début, ont essayé son action dans une foule d'affections nerveuses aussi graves que variées, sans avoir des notions suffisantes sur la valeur physiologique de ce procédé.

Il est donc important de restreindre le cadre des cas dans lesquels cette opération devra être pratiquée. L'étude expérimentale de l'élongation sur les animaux nous servira d'un côté à trancher la question, d'un autre côté, nous devrons puiser nos indications dans l'enseignement que nous donnent les observations cliniques.

Je me propose donc de consacrer la première partie de ce modeste travail à l'étude physiologique de l'élongation des nerfs, réservant à la seconde partie le côté clinique de la question.

PARTIE PHYSIOLOGIQUE

CHAPITRE PREMIER.

ÉTUDE HISTORIQUE ET PHYSIOLOGIQUE DE L'ÉLONGATION
DES NERFS.

Il y a près de trois cents ans, un auteur qui a fait de
nombreux travaux sur la plupart des branches de la
médecine et de la chirurgie, Fabricius Guillaume, sur-
nommé Hildanus, signalait l'effet favorable produit sur
des individus rhumatisants et arthritiques par l'extension
forcée des articulations. Ces malheureux soumis à la
torture auraient été, paraît-il, délivrés de leurs douleurs
à la suite d'un étirement violent exercé sur leurs membres. Sous le titre « *Arthritis inveterata tortura sanata,* »
Fabricius Hildanus s'exprime ainsi : « *Peccans enim ille
viscosus et lentus humor, articulis ligamentis, nervis et
juncturis tenaciter inhærens et insidens medicamentis haud
tollitur nec radiciter evacuatur. Violenta tamen illa distor-
sione et expansione membrorum quæ fit in tortura crimi-
nali penitus illam sublatam fuisse tum ex quorumdam viro-
rum fide dignorum relatione habeo tum etiam egomet in
viro quodam observavi.* » Il ne faut certes pas attacher au

mot « *nervi* » du texte latin le sens de nerfs que nous lui donnons maintenant ; l'auteur, en se servant de ce terme, fait allusion, sans contredit, aux tendons et aux ligaments des articulations. Bien que l'interprétation d'Hildanus sur ce phénomène soit entièrement fausse, le résultat n'en reste pas moins acquis et l'on peut supposer que les malades livrés à la torture ont vu leurs douleurs disparaître grâce à l'élongation à laquelle ont été soumis leurs nerfs dans les tourments qu'on leur faisait subir. Il est en effet prouvé que plusieurs nerfs peuvent être élongés à un degré suffisant dans certaines attitudes des membres, sans qu'on soit obligé d'avoir recours à une opération sanglante.

P. Vogt, qui appelle l'attention sur ce procédé humain d'élongation, l'a mis à profit dans un cas de sciatique et en a tiré un résultat favorable. Ayant fait coucher le patient sur le côté sain, il fléchit la cuisse malade à angle droit sur la hanche, le genou étant dans l'extension complète. Il chercha à exagérer la flexion de la cuisse et l'extension de l'articulation du genou et fut normalement arrêté dans l'accomplissement de ces actes par l'action des muscles fléchisseurs qui s'insèrent à l'articulation du genou. Dans cette position forcée du membre, le nerf sciatique a été néanmoins considérablement tendu et les douleurs névralgiques ont paru éprouver une détente sensible. Au moment où il relate ce fait, P. Vogt n'est pas encore en état de contrôler la durée de ce succès.

En 1858 parut un court exposé du côté expérimental de la question qui nous occupe, par Harless et Haber. Valentin (1864) fit paraître une étude plus complète des modifications qui surviennent dans les nerfs élongés. Cet auteur a examiné sur une grenouille décapitée l'influence d'une forte élongation exercée sur les nerfs lombaires par la suspension d'un poids. Voici les résultats de ses recherches :

1° L'élongation augmente la longueur du nerf et diminue son diamètre ; le nerf se trouve comprimé par son enveloppe. Cet étirement et cette pression n'exercent pas une influence considérable sur la motricité (Valentin a pris le tracé des muscles gastro-cnémiens sous l'influence de l'excitation électrique de la région dorsale) tant qu'ils ne sont pas arrivés à un certain degré. L'élongement continuant, on voit la motricité disparaître peu à peu.

2° L'action de l'élongation n'est pas de longue durée ; le nerf se répare rapidement. La réparation se fait en général d'autant plus attendre que le nerf a été élongé plus fortement et qu'il a été un plus long temps soumis à l'action de la force élongeante. Un nerf élongé à tel point qu'il a perdu toute motricité, peut cependant, après quelque repos, recouvrer les propriétés qu'il possédait avant l'opération.

3° L'étude microscopique des filets nerveux ne présente en général rien de particulier. La myéline paraît seulement en quelques points séparée de son enveloppe.

4° L'excitation électrique de la moelle provoque de violents mouvements.

Ces recherches faites avec le plus grand soin ne sont cependant pas irréprochables ; les expériences de Valentin ont le défaut immense d'avoir été pour la plupart pratiquées sur des animaux décapités et de ne s'être par conséquent adressées qu'aux propriétés motrices des nerfs. Comme nous savons maintenant que ce sont principalement les fonctions de sensibilité qui sont intéressées par l'élongation des nerfs, nous sommes tenté de rapprocher la méthode de Valentin de celle de Charles Bell étudiant les propriétés des racines nerveuses sur des animaux morts.

En 1871, Schleich est le premier qui fait paraître un travail, sur la « sensibilité des nerfs après l'élongation ». Il est arrivé aux résultats suivants :

Etudiant au microscope les nerfs élongés, il a trouvé des altérations peu marquées de leurs fibres. Les différences qui existent entre ces filets et les filets normaux ne sont, dit-il, généralement pas fondamentales ; elles varient avec la date et la force de l'élongation. Dans ses expériences sur la sensibilité des nerfs élongés, il a trouvé que cette fonction n'est pour ainsi dire pas amoindrie par une élongation faible, mais qu'elle est *abolie rapidement par une traction énergique* ; dans quelques cas, au commencement de ses expériences, l'auteur a déterminé une augmentation de la sensibilité par une élongation légère.

Cependant l'étude de l'élongation des nerfs, grâce à ces résultats prenait un développement marqué ; Tutschek, sous la direction de Ranke, pratiquait l'élongation sur un tronc nerveux au moyen d'une sonde, dans le sens centripète et dans le sens centrifuge. Ces expériences furent faites sur la grenouille selon la méthode de Türck qui consiste à suspendre par le corps une grenouille décapitée de façon que l'extrémité de ses pattes postérieures plonge dans un liquide caustique. Ce liquide, dans l'état normal, provoque la contraction des pattes et leur retrait.

Tutschek élongeant le nerf sciatique au niveau de la partie supérieure de la cuisse obtint les résultats suivants :

1° Chaque fois qu'un élongation légère est pratiquée sur le sciatique d'une grenouille décapitée, il se produit de l'exagération de l'irritabilité réflexe dans le membre.

2° Si, après cette traction légère, on en opère une seconde, mais plus forte sur la même partie, l'irritabilité diminue dans des limites plus ou moins restreintes.

3° Une troisième élongation plus énergique encore survenant après la deuxième, apaise l'irritabilité au-dessous de la normale, l'excitation mécanique agit encore.

4° Enfin une seule et très forte élongation détruit l'excitabilité.

En 1877, sous la direction de Landois, Conrad entreprit des recherches dans le même sens sur la grenouille, le chien et le lapin. Pour obtenir un degré voulu d'élongation, il poussa sous les nerfs de petits bâtons de verre d'un diamètre déterminé et l'élongation fut pratiquée par la rotation imprimée au bâton. Ces expériences faites avec une grande exactitude, sur des animaux élevés dans l'échelle, devaient donner des résultats positifs ; aussi Conrad est-il le premier, avec Schleich, qui affirme nettement la disparition de la sensibilité à la suite de l'élongation du nerf. Ses conclusions sont les suivantes :

1° Une faible élongation du sciatique sur une grenouille

décapitée exagère le pouvoir réflexe dans la portion correspondante de la cuisse.

2° Après une forte élongation du sciatique l'irritabilité réflexe des extrémités correspondantes descend au-dessous de la normale.

3° *Les fibres centripètes du sciatique ne peuvent pas être soumises a une forte élongation sans perdre l'intégrité de leurs fonctions ou tout au moins une partie de ces fonctions Leurs propriétés disparaissent plus tôt que celles des fibres centrifruges,*

Paul Vogt comparant, avec Valentin, le nerf à un fil télégraqhique reliant l'appareil d'excitation à l'appareil inscripteur électro-magnétique, cherche à s'éclairer sur les propriétés et le mode de fonctionnement de cet organe transmetteur. Il se pose les questions suivantes :

1° Y a-t-il action sur les nerfs ou filets conducteurs ?

2° Ou sur l'organe central?

3° Ou sur l'appareil terminal ?

Ou les modifications sont-elles les résultats d'autres influences ?

Pour arriver à résoudre ces problèmes, P. Vogt a fait de nombreuses recherches sur l'élasticité et l'extensibilité propre du nerf. Il a trouvé que le nerf après avoir subi un allongement relativement considérable revient toujours à sa longueur primitive. Quant à l'extensibilité, elle procède du centre à la périphérie. En effet, sur un nerf sectionné plaçant, à la partie supérieure, deux épingles à une distance de 3 centimètres l'une de l'autre, et dans le voisinage de l'extrémité sectionnée deux autres épingles ayant entre elles le même éloignement, il a constaté qu'après l'élongation les deux épingles inférieures ont conservé à peu près leur distance ; mais que, dans le bout supérieur, les épingles parcourent l'une et l'autre de 3 à 6 centimètres pendant l'opération. Enfin, sur une courte portion de nerf, on n'observe ni extensibilité, ni élasticité.

Pour prouver que l'élongement du nerf se fait dans toutes ses parties, P. Vogt fait l'expérience suivante : il pratique sur un cadavre l'amputation de la cuisse, sépare toutes les parties molles par une section circulaire et scie l'os de façon à laisser intacts le sciatique et ses rapports avec le moignon supérieur et les parties détachées. Il exerce ensuite sur le pied la traction d'un poids de 30 kilog. La distance qui sépare les parties sectionnées s'augmente de 10 centimètres et cet allongement ne se produit pas seulement sur la partie du nerf qui se trouve entre les deux tronçons du membre ; mais la totalité du nerf y prend part et il croît en longueur depuis sa naissance jusqu'à ses extrémités périphériques, comme si le tronçon périphérique n'existait pas ; en effet, l'expérimentateur ayant eu soin de piquer, avant l'élongation, à des intervalles connus, des épingles dans la portion du nerf fraîchement découverte, il a observé que la distance qui sépare les deux épingles s'est accrue d'une façon minime après une forte élongation, tandis que les deux parties des membres se sont éloignées considérablement l'une de l'autre.

D'autres expériences sur le cadavre amènent P. Vogt à conclure que le nerf n'est en général élastique et extensible que dans une limite restreinte. Les limites de son élongement normal varient avec les diverses positions physiologiques des membres; si l'on veut outrepasser cette limite, on détermine une solution de continuité.

Ainsi, l'auteur répond affirmativement à sa première question; il a constaté l'élongement du nerf quand on exerce sur lui une traction qui se communique à tous ses points et se propage dans toutes les directions.

Pour résoudre la deuxième question, P. Vogt pratique sur des animaux de nombreuses expériences auxquelles on peut faire le reproche d'avoir eu un caractère trop microscopique. Les lésions centrales ne peuvent souvent s'observer qu'après plusieurs jours et leur recherche est parfois délicate. P. Vogt se croit autorisé à admettre comme conclusion que la propagation de la traction centrifuge n'arrive pas jusqu'aux centres. On ne peut en réalité l'accuser d'avoir nié la possibilité d'un retentissement ultérieur de l'élongation du nerf sur l'organe central, car ce physiologiste semble plutôt avoir eu en vue la recherche de l'action mécanique immédiate de la force élongeante sur les centres.

A la troisième question qu'il s'est posée, P. Vogt répond de la façon suivante : L'élongation centripète des nerfs s'irradie vers la périphérie et peut très bien agir sur les extrémités terminales.

Le même auteur, recherchant quels sont les autres facteurs qui peuvent intervenir dans l'élongation, examine histologiquement des nerfs élongés provenant d'animaux sacrifiés à différentes époques après l'opération, depuis un quart d'heure jusqu'à six semaines. En général il existe, dit-il, une différence remarquable entre l'état d'un nerf élongé et l'état des parties correspondantes d'un nerf normal avec son névrilème; on trouve dans le premier, une dilatation très nette des vaisseaux et un trajet en zigzag qui gagnent jusqu'aux capillaires les plus fins. Dans les espaces compris entre les anses de ces capillaires, se forment des agglomérations de cellules graisseuses, tandis que dans le nerf normal, même après une forte injection poussée dans les vaisseaux, bien qu'on voit s'injecter les capillaires les plus fins, jamais on ne trouve de disposition en zigzag, ni de dilatation.

Tel est l'aspect que présente un nerf immédiatement après l'élongation; mais, si l'on pratique une coupe dans un espace de temps qui varie entre huit et quatorze jours après l'opération, on trouve outre les mêmes troubles marqués dans l'état vasculaire du nerf, de nombreux vaisseaux dilatés, fort sinueux, présentant de riches ramifications et l'on observe même un nombre beaucoup plus considérable de petits vaisseaux (de néoformation) et de capillaires, que sur une préparation d'un nerf fraîchement élongé. Si l'on tue l'animal encore plus tard, même au bout de cinq à six semaines après l'élongation, on retrouve les mêmes altérations.

Comme Harless (1) qui attribue aux enveloppes des

(1) Harless, remarquant qu'après une névrotomie sur un animal vivant le nerf se gonfle et prend à l'endroit de la section l'aspect d'une houppe, attribue à la pression exercée alors par la gaine les modifications qui surviennent dans la sensibilité et les autres fonctions du nerf. Les nerfs éprouvent, dit Harless, des modifications dans leur fonc-

nerfs les fonctions de régulateurs de la sensibilité, P. Vogt attache une grande importance à l'action mécanique du névrilème dans l'élongation. Lorsqu'on exerce une traction sur un nerf, écrit-il, il se produit un glissement de l'enveloppe sur le cordon qu'elle renferme, car elle ne jouit pas d'un degré physique d'extensibilité égal à celui du nerf. Ce déplacement exerce son influence sur le trajet des vaisseaux qui unissent le névrilème au nerf et il explique les sinuosités et l'état de dilatation de ces capillaires.

Ces troubles si remarquables et si typiques dans le système vasculaire du nerf persistent avec une grande netteté pendant la période qui suit l'élongation ; cependant, au bout de quelques semaines, et même à une époque intermédiaire, on assiste à une néoformation de vaisseaux en ces parties. C'est à cette vaso-dilatation immédiate du nerf et à cette richesse ultérieure de vaisseaux de néoformation que P. Vogt attribue toutes les modifications qui surviennent dans les fonctions du nerf. Il faut renoncer, dit-il, à l'explication hypothétique de ce phénomène par l'ébranlement de la substance et des cellules nerveuses, car, à la suite de l'élongation, il ne survient aucun trouble dans la force de cohésion et d'équilibre des éléments nerveux ; voici d'ailleurs comment il interprète ce phénomène :

tionnement, selon le degré de tension de leur enveloppe, et il conclut, d'après ses expériences, que les changements de pression dus à l'élasticité de l'enveloppe agissent sur le contenu et produisent certainement des modifications de la sensibilité.

L'action du nerf doit dépendre de l'état de sa nutrition et cette nutrition, ainsi que les modifications de la substance propre, sont liées à l'état des vaisseaux.

Une dilatation ou une forte sinuosité d'un vaisseau après l'élongation amène des troubles dans son voisinage; une telle cause suffit pour modifier dans la suite le cours de la circulation et l'augmente en réalité; avec une dilatation des vaisseaux et une augmention considérable du cours du sang,il se forme de proche en proche un ralentissement de la circulations locale et par conséquent une diminution de la nutrition dans la circonscription du nerf arrosée par ces vaisseaux. A chaque modification de la nutrition correspond une modification de sa fonction.

Tarchonoff vient ensuite et, dans une longue série d'expériences, tente de faire ressortir les phénomènes qui accompagnent cet étirement nerveux. Voici en quelques mots les résultats de ses observations :

Un étirement, même violent, avec une force moitié moinde de celle qui produirait la rupture du nerf en augmente l'irritabilité et la conductibilité.

L'irritabilité réflexe n'est aucunement modifiée lorsqu'on n'agit qu'avec une force modérée; elle est diminuée si on emploie une force assez considérable. L'élongation d'un nerf influe en outre sur son congénère du côté opposé; ce qui prouve bien qu'elle n'agit pas seulement sur les régions périphériques, mais aussi sur les centres spinaux. L'examen microscopique du nerf élongé fait immédiatement après l'opération montre des traces d'hypérhémie et des hémorrhagies capillaires ; les cylindres axes et la myéline peuvent être divisés, mais la gaine de Schwann est intacte. Ces expériences démontrent nettement que l'élongation d'un nerf retentit nécessairement sur le centre spinal puisque le nerf du côté opposé se trouve, de la sorte, influencé dans sa conductibilité et dans son irritabilité.

En physique on agit sur des corps qu'on peut rapporter à l'unité de volume, de poids, etc.; on peut donc facilement mesurer l'intensité de l'action qu'on exerce sur eux par rapport à leur masse ou à leur degré de résistance, c'est ce qui constitue le caractère de précision et d'exactitude de ces expériences ; tandis qu'en physiologie, pour l'élongation des nerfs, par exemple, nous nous trouvons en face d'éléments vitaux d'une résistance variant avec les individus, variable même aussi chez un même individu selon les différents états de santé ou de maladie. On ne peut donc mesurer mathématiquement la force capable de produire tel ou tel résultat puisqu'on ne connaît pas les qualités physiques des corps sur lesquels on agit. Ceci nous explique la variété des résultats auxquels sont arrivés les physiologistes qui ont fait des travaux sur cette question ; ils ont élongé tel ou tel nerf sur tel ou tel animal avec une force plus ou moins considérable, les uns exerçant une traction sur le bout central, les autres sur le bout périphérique, d'autres enfin, et le plus grand nombre, sur les deux extrémités à la fois, en soulevant le nerf sur le doigt ou sur une sonde cannelée.

Ceux qui pratiquent une élongation *violente* dans les deux sens abolissent la conduction motrice en même temps que la conduction sensitive, ils brisent tous les tubes nerveux et disloquent les filets nerveux à leur entrée dans les muscles. Ceux qui élongent *modérément,* respectant quelques filets nerveux, détruisent la conduction sensitive et laissent intacte la conduction motrice qui ne réclame pas un système transmetteur aussi parfait, car elle s'adresse à des organes (muscles) d'une structure bien moins délicate que ceux auxquels s'adresse la première (centres cérébraux et spinaux) ; ceux enfin qui ont exercé un étirement trop faible n'ont rien produit ou bien ont pu déterminer une légère augmentation de l'excitabilité du nerf.

Les altérations des nerfs varient en effet avec la force de l'étirement qu'ils ont subi. M. Quinquaud a vu qu'après une élongation non suffisante, c'est-à-dire suivie d'une anesthésie passagère, il n'existait pas dans le nerf de lésion appréciable. Au contraire, avec une anesthésie persistante, il a constaté une dégénération secondaire dans bon nombre de tubes nerveux ; les uns montrent la myéline granuleuse et segmentée, les autres en sont complètement dépourvus, d'autres enfin sont intacts. L'indication formelle, pendant l'opération, est donc d'amener une anesthésie complète, car il ne s'agit pas, dans l'espèce, d'une affaire dynamique, mais d'une lésion anatomique.

ÉLONGATION DES NERFS AU POINT DE VUE EXPÉRIMENTAL

Une élongation bien faite donne lieu à la disparition complète du courant sensitif. En effet, si l'on pratique l'élongation du nerf sciatique sur un cobaye, on peut pincer énergiquement les deux doigts externes innervés comme on sait par le sciatique sans que l'animal semble éprouver la moindre sensation ; mais si l'on pince la même région du membre correspondant, l'animal manifeste aussitôt de vives douleurs et les mouvements réflexes s'étendent jusqu'à la patte en partie anesthésiée. *Le courant descendant est donc conservé* et, nouvelle preuve, le doigt interne du côté opéré, innervé par le crural, est sensible à la douleur. Ces résultats sont permanents aussi bien que chez le lapin et le chien. Ces faits ont été signalés une première fois, d'une façon très nette, par M. Laborde ; les nombreuses expériences que nous avons répétées depuis nous ont toujours donné le même résultat. L'étude expérimentale de l'élongation a fait l'objet de bien des communications à la Société de Biologie, de M. le Dr Quinquaud, et les solutions auxquelles est arrivé cet expérimentateur, ainsi que son élève M. le Dr Scheving, sont absolument conformes aux nôtres.

De quelle façon agit l'élongation ? Le nerf seul subit-il des altérations ? Ou bien l'appareil central est-il lui-même impressionné ?

P. Vogt, qui a le premier émis un avis à ce sujet, croit que cette opération exerce une influence très notable sur les terminaisons périphériques du nerf ; se basant sur des expériences faites sur des animaux, Vogt affirme qu'il ne se produit pas de lésions centrales après une élongation énergique.

M. P. Bert pense que l'élongation porte son action sur

la moelle et non pas sur le nerf. Que se passe-t-il, en effet, si l'on détruit un nerf mixte par le froid, la chaleur, l'action d'un caustique quelconque ? Ce sont les mouvements que l'on voit disparaître les premiers, tandis qu'après l'élongation, c'est un phénomène inverse qui se montre. Il est donc naturel de penser qu'en tirant sur un nerf, c'est en réalité la moelle que l'on élonge. Des recherches ultérieures ont démontré que le nerf est considérablement altéré à la suite de l'élongation et mes expériences sur l'élongation des pneumogastriques me permettent d'affirmer qu'il se fait un retentissement sur les centres, car dans les cas que je signale, le bulbe (planche I) présente une injection visible à l'œil nu et quelquefois même de légères hémorrhagies.

L'élongation des nerfs agissant d'après quelques auteurs d'une façon dynamique et, suivant d'autres, en produisant des troubles localisés de circulation, je me suis proposé, en collaboration avec mon savant ami M. Marcus, de rechercher si cette élongation ne suspend pas la faculté de transmission que possèdent les fibres sensitives elles-mêmes.

Tel a été le point de départ de nos recherches. En effet, lorsqu'on soumet un nerf élongé à l'action de l'acide osmique et qu'on pratique quelque temps après des coupes transversales, on constate que le cylinder axis au lieu d'être immédiatement enveloppé par le cercle noir de la myéline colorée par l'acide osmique, se trouve séparé de celle-ci par une zone circulaire jaunâtre.

En sacrifiant à des époques variables les animaux sur

lesquels on a pratiqué l'élongation, on constate tous les caractères habituels de la dégénérescence.

Déjà le troisième jour après l'élongation, au milieu des fibres qui paraissent intactes, nous avons constaté d'autres fibres chez lesquelles la fragmentation et la disparition partielle de la myéline ainsi que l'absence du cylinder axis ne laissent aucun doute sur leur état pathologique.

D'autres encore sont remplies d'une sorte d'émulsion granuleuse et opalescente ; chez quelques-unes dont la myéline a disparu, la gaine est affaissée et appliquée le long du cylindre axe. Ce qui est d'une grande impor‑tance, c'est l'augmentation du nombre et du volume, c'est la tuméfaction du protoplasma et la multiplication des noyaux des segments interannulaires, très visibles, comme l'a constaté aussi M. Damaschino, sur les préparations microscopiques du nerf sciatique de plusieurs cobayes, chez lesquels l'élongation a été pratiquée d'après le procédé habituel.

Chez des chats chez lesquels l'opération a été pratiquée sur le même nerf et absolument de la même façon, le processus pathologique est moins avancé, la survie étant la même que chez les cobayes. — Seulement, comme chez le chat, le volume du sciatique est plus considérable ; nous avons pu marquer nettement la place où a eu lieu l'élongation et constater que huit jours après l'opération, sur le nerf soumis à l'action de l'acide osmique et du picro-carminate d'ammoniaque, les lésions décrites plus haut siégeaient seulement dans le bout central tan‑dis que le bout périphérique était normal.

Un second chat étant sacrifié quarante-huit heures après l'élongation, il n'y a aucune altération sûre ni dans le nerf, ni dans ses racines, malgré une anesthésie nette et bien constatée.

Ces faits nous portent à croire que la perte de la sensibilité coïncidant avec la persistance de la motricité est due à des modifications morphologiques des fibres sensitives ayant leur point de départ dans la moelle.

En effet, l'autopsie n'ayant révélé aucune altération mécanique des racines postérieures et, d'autre part, les expérimentateurs et les médecins étant d'accord pour affirmer que la sensibilité reparaît souvent un certain temps après l'opération, il n'y a aucune raison pour placer dans les fibres sensitives le point de départ de l'altération, point de départ qui doit être essentiellement médullaire et qui doit tenir à une résistance moins grande des cellules nerveuses centrales où viennent aboutir les fibres des racines postérieures.

M. Quinquaud est arrivé à peu près aux mêmes résultats à la suite d'un examen histologique approfondi. Quatre mois environ après l'élongation du sciatique droit, le cobaye sujet de l'opération fut sacrifié ; voici les altérations que MM. Quinquaud et Scheving purent constater : les tubes nerveux se présentent sous trois aspects bien différents et nettement caractérisés. Les uns, et ceux-ci occuperaient de préférence la partie centrale du nerf, sont intacts ; ils laissent voir leur cylindre d'axe, la myéline ne présentant aucune trace d'altération. A côté de ceux-ci on aperçoit des tubes nerveux qui sont le siège d'une dégénération secondaire manifeste. La segmentation de la myéline y est complète, elle se présente sous l'aspect de globules analogues à des gouttelettes huileuses de dimensions variables.

Ces altérations ne siègent pas seulement au niveau du point où le nerf a été élongé, elles occupent le bout central aussi haut que porte l'examen, on conçoit donc que les racines nerveuses subissent une modification dans leur structure et que, par conséquent, la moelle se trouve soumise à l'influence de l'élongation. Le bout central n'est pas le seul qui présente les altérations de la dégénération secondaire, ces lésions peuvent s'observer dans le bout périphérique, mais à un degré moindre que dans la portion centrale sur laquelle a porté principalement l'élongation. Peut-être est-ce à ces différents degrés de la lésion qu'il faut attribuer et la production de l'anesthésie et la conservation de la motricité. Si, en effet, la lésion était aussi prononcée dans le bout périphérique que dans le bout central, la paralysie du mouvement se prononcerait davantage ; en effet, les résultats obtenus sont très différents suivant que l'élongation porte sur le bout central ou sur le bout périphérique ; dans le second cas la motricité est ébranlée ; enfin, au milieu des tubes nerveux dégénérés on en distingue d'autres en voie de régénération, c'est ce qui explique le retour de la sensibilité au bout d'un certain temps dans les membres qui ont été complètement anesthésiés. La substance médullaire y est reparue, mais ils présentent l'aspect de tubes nerveux jeunes ; ils sont d'un calibre bien inférieur à ceux restés sains, leur couleur est encore jaunâtre (1).

(1) Seheving.

Sur un sciatique de jeune chien élongé avec la sonde cannelée et sacrifié vingt-cinq jours après l'élongation, voici les altérations observées : entouré d'une masse de tissu cellulaire qui lui adhère intimement, le nerf sciatique n'offre pas de changement d'aspect dans ses parties périphériques, son volume est normal.

Une section transversale pratiquée à 3 centimètres au-dessus de la partie élongée présente les caractères suivants :

La coupe montre seulement deux gros faisceaux nerveux au centre desquels les tubes nerveux sont intacts et laissent voir leur cylindre axe, tandis qu'à la périphérie leurs contours sont moins nets et présentent un envahissement de tissu conjonctif. L'ensemble du faisceau est partagé en faisceaux secondaires par des travées conjonctives incontestablement hypertrophiées. Quant aux autres faisceaux qui existent normalement pour constituer le sciatique, ils sont en voie d'atrophie, le cylindre axe est séparé de la myéline, et l'on remarque que leur contour mal défini se confond avec l'ensemble du tissu conjonctif qui entoure les faisceaux précédents.

L'examen de ce même nerf fait sur une coupe pratiquée au niveau même où a eu lieu l'élongation révèle les altérations suivantes :

Le tissu conjonctif est hypertrophié, beaucoup de globules graisseux. Cependant on remarque encore un certain nombre de tubes nerveux intacts dont les contours se confondent avec le tissu conjonctif ambiant. En somme il y a eu désagrégation, dégénération d'un certain nombre de faisceaux nerveux.

Wiet.   3

M. M. Duval a cherché à expliquer les dégénérations des nerfs qui surviennent après l'élongation par l'arrachement possible des racines postérieures.

Les expériences que cet histologiste distingué a faites sur le chien et le cochon d'Inde, lui ont démontré l'absence complète de toute espèce de lésion ; il est vrai que l'examen anatomique a été pratiqué vingt-quatre heures après l'élongation et que les altérations possibles n'avaient pas eu le temps de devenir bien évidentes.

En tout cas, l'arrachement des racines postérieures à leur point d'implantation, s'il existait, n'expliquerait pas la dégénérescence nerveuse, puisque le centre trophique du cordon nerveux postérieur est dans le ganglion de ces racines et non pas dans l'axe médullaire.

C'est en réalité une dégénération ascendante qui envahit les filets nerveux qui, plus tard, se régénéreront.

J'ai cherché à me rendra compte des travaux qui ont été faits à l'étranger sur le même sujet, afin de voir s'il y a concordance avec mes propres recherches.

M. Prévost a plusieurs fois observé les nerfs élongés, soit à l'état frais, soit dans des préparations avec l'acide osmique, faites par M. Eternod, et il a aussi constaté l'existence de fibres plus ou moins nombreuses qui avaient subi la dégénérescence wallérienne comme dans les nerfs sectionnés ou simplement liés ; les processus ne paraissent pas être différents, mais un nombre plus ou moins considérable de fibres résistent selon la manière dont a été faite l'opération.

Il est évident que par l'élongation on peut produire une interruption plus ou moins considérable de la continuité du nerf et à sa suite une dégénérescence wallérienne d'un certain nombre de fibres nerveuses et probablement, dans certains cas, une névrite ascendante consécutive.

En somme, peu d'auteurs ont étudié anatomiquement
l'élongation ; cependant M. Witkowski, dans un des
derniers numéros des Arch. für Psychiatrie, cite des
expériences et relate des résultats anatomiques incomplets de cette opération. Il a trouvé des tubes nerveux
malades, dégénérés, à côté de tubes sains dans les nerfs
élongés et il cite un travail non encore publié de M. Pertik, de Buda-Pesth, qui fournirait des résultats analogues aux siens.

Il compare ses résultats à ceux qu'ont obtenus
M. Neumann, M. Legaard et d'autres par la ligature
des nerfs.

TROUBLES TROPHIQUES A LA SUITE DE L'ÉLONGATION DES NERFS.

Un fait très important à signaler est la chute des doigts
tributaires du sciatique élongé au bout d'un temps plus
ou moins long. On voit en effet, chez un cochon d'Inde
dont le sciatique a subi un étirement violent, du quinzième
au trentième jour après l'opération, se manifester sur les
deux doigts externes de la patte opérée, une ulcération
qui s'étend progressivement jusqu'à la perte complète
de ces orteils, en même temps qu'on observe une tumé-

faction générale de cette même patte. La chute de ces orteils, qui est le résultat d'une véritable gangrène, coïncide le plus souvent avec un retour plus ou moins net de la sensibilité, c'est-à-dire avec le commencement de la régénération des tubes nerveux.

Comme corollaire de ces expériences, nous devons admettre que le processus inflammatoire se passe ici comme dans les cas d'altérations trophiques de l'œil, à la suite de la section ou des lésions de la branche ophthalmique du trijumeau ou de son origine et que, si les influences extérieures peuvent favoriser les troubles de nutrition, la cause même de ces altérations réside dans le nerf.

Les altérations qui surviennent dans la patte du côté élongé présentent d'ailleurs des caractères variables; M. Prévost a plusieurs fois observé l'éclosion de véritables tumeurs blanches dans ces cas et il a dû faire l'amputation de la patte atteinte pour sauver la vie de quelques-uns de ces animaux. J'ai obtenu un résultat semblable. On peut même déterminer de cette façon des lésions éléphantiasiformes à la suite de l'élongation. Nous possédons au laboratoire une pièce de ce genre ; tous les tissus ont subi des altérations remarquables comparables à celles de l'éléphantiasis, les os eux-mêmes se sont considérablement hypertrophiés. Voici d'ailleurs des observations de M. Quinquaud qui montrent que ce fait n'est pas isolé.

Élongation du sciatique chez un cobaye. — Troubles trophiques caractérisés par des lésions éléphantiasiformes ayant débuté vers la périphérie pour s'étendre graduellement à la racine du membre.

Le 21 mars 1881, élongation du sciatique droit au cochon d'Inde placé dans la case N. L'élongation est suffisante pour produire une anesthésie complète dans les deux derniers doigts.

Le 28, L'anesthésie est persistante, la jambe et le pied commencent à devenir le siège d'un léger degré de tuméfaction, surtout vers la partie externe du membre.

Le 7 avril. L'anesthésie persiste à droite, côté élongé, et la tuméfaction augmente.

Le 19. Le membre inférieur ressemble à une sorte de pilon, l'extrémité des orteils a été éliminée ; il reste alors un gonflement énorme éléphantiasique. Une dissection minutieuse permet de constater une névrite avec altération des nerfs ; en même temps le tissu cellulaire est considérablement hypertrophié et infiltré de jeunes éléments embryonnaires et fibrillaires, et d'une certaine quantité de liquide sereux ; les vaisseaux sont très développés, mais on ne constate nulle part trace de véritable suppuration.

Vers le 28 avril les lésions s'étendent jusqu'à la hanche.

Un second cobaye dont le sciatique a été allongé à peu près à la même époque, a présenté à peu près les mêmes altérations. Inutile d'ajouter qu'au bout d'un mois et demi la sensibilité n'avait pas reparu.

Ainsi que l'atteste l'observation suivante due à l'obli

geance de M. Quinquaud, on peut en outre observer de l'atrophie musculaire persistante à la suite de l'élongation des nerfs.

Élongation du sciatique droit chez un cobaye. — Un mois après, l'atrophie musculaire est évidente et persiste encore quatre mois après. — Chute de l'orteil médian.

Le 7 mars 1881 on élonge le sciatique droit d'un cobaye de la case I; immédiatement après l'opération, anesthésie complète dans les deux derniers doigts.

Le 10. Anesthésie très nette du côté élongé.

Le 23. L'anesthésie persiste toujours du côté droit. Le 25 mars, chute de l'orteil médian.

Le 30, vingt-troisième jour après l'élongation, on remarqua que les muscles de la jambe et de la cuisse étaient flasques, avaient considérablement diminué de volume, surtout ceux de la jambe, bien que l'animal continuât à mouvoir son membre. Par la mensuration (compas d'épaisseur) on s'aperçut que le membre avait diminué très nettement de volume.

C'est surtout vers le 12 mars que l'atrophie musculaire est des plus nettes; les muscles de la jambe ont diminué d'un quart d'épaisseur.

Deux mois après, l'atrophie est toujours très sensibles, et quatre mois après l'opération, elle n'a pas disparu, bien que la sensibilité ait reparu.

L'examen histologique des tubes nerveux montre la régénération.

Je fais plus loin la description de troubles trophiques d'une gravité considérable survenus dans les différentes parties de l'oreille à la suite de l'élongation des pneumogastiques (Planches 2, 3, 4).

Ces faits sont de nature à inspirer une certaine hésitation aux chirurgiens qui entreprennent cette opération sur l'homme. Le nombre relativement infime de troubles de nutrition observés jusqu'ici chez l'homme, à la suite d'élongations nerveuses, tient peut-être à ce que la traction que l'on exerce sur ses nerfs est, d'une façon relative, considérablement plus faible que celle que l'on fait subir aux nerfs de cobayes. Après de nombreuses expériences faites sur le cadavre, M. Gillette affirme que le sciatique résiste à un poids de 150 livres et le médian, le radial, le cubital, à un poids de 90 livres ; nous sommes bien loin d'exercer un étirement approchant de ce maximum, tandis que, dans nos expériences sur les animaux, nous tirons quelquefois jusqu'à la rupture du nerf.

Billroth cependant, à la suite d'une opération semblable sur le sciatique, pratiquée sur un malade atteint de contractures, vit survenir au bout de quelque temps une inflammation qui envahit les matrices de tous les ongles du membre où l'élongation avait été pratiquée et il fut obligé d'extirper l'ongle du gros orteil avec sa matrice.

TRANSFERT MÉCANIQUE.

M. Quinquaud a observé sur des cobayes un phènomène curieux auquel il donne le nom de transfert mécanique ; il élonge le sciatique d'un côté, juste assez pour produire l'anesthésie ; puis il renouvelle la même expérience du côté opposé, également jusqu'à l'anesthésie ; il remarque alors que la sensibilité est revenue très vive dans le premier côté. Plusieurs expériences lui ont donné les mêmes résultats, pourvu que l'élongation et par suite l'anesthésie ne soient pas poussées trop loin. Ce phénomène intéressant prouve qu'à travers la moelle on modifie le dynamisme des cellules nerveuses et qu'il ne s'agit pas, dans les résultats obtenus, d'un simple tiraillement nerveux, mais de phénomènes à distance comme ceux qu'a décrits Brown-Séquard. Le même expérimentateur élonge le nerf cubital de manière à produire une anesthésie qui durera environ vingt-quatre heures et, aussitôt après, il fait l'élongation du sciatique ; immédiatement la sensibilité reparaît dans tout le territoire innervé par le cubital.

Brown-Séquard élonge les nerfs sciatiques des animaux sur lesquels il a préalablement pratiqué une hémisection latérale de la moelle épinière à la région dorsale. A la suite de cette section, il survient une anesthésie des membres. L'élongation des sciatiques provoque alors une disparition de l'anesthésie qui peut même se transformer en une véritable hyperesthésie dans le membre qui auparavant avait complètement perdu la sensibilité.

Chez un chien, après la section transversale de la moitié latérale droite de la moelle épinière, au niveau de la première vertèbre dorsale, qui avait déterminé de la paralysie et de l'hypéresthésie dans le membre postérieur

droit, et de l'anesthésie dans le membre postérieur gauche,
l'élongation du nerf sciatique gauche fit reparaître la
sensibilité dans la patte de ce même côté. Celle-ci aug-
menta rapidement et une demi-heure après, on pouvait
constater que cette patte était devenue beaucoup plus
sensible que les pattes antérieures dont la sensibilité
était normale. Le lendemain de l'élongation, l'hypéresthésie du membre gauche égalait à peu près celle du
côté droit.

Ces expériences ont été répétées sur onze cobayes et
neuf fois la sensibilité réapparut plus ou moins vivement
dans le membre postérieur qui était anesthésié. Chez un
de ces animaux, le retour fut immédiat; chez les autres
il ne se manifesta que quelques minutes où quelques
heures après.

Une autre expérience faite par le même physiologiste
montre très clairement que l'élongation des nerfs agit
d'une manière évidente sur la moelle épinière. Après
avoir coupé la moitié latérale de la moelle, à la région
cervicale (3e vertèbre), chez un cobaye, on constata
l'existence de l'hyperesthésie dans les membres droits
et d'une anesthésie très prononcée dans ceux du côté
gauche.

L'élongation du nerf sciatique gauche fut alors pratiquée. Bientôt après, le bras et la jambe du même côté
furent hypéresthésiés. M. Brown-Séquard interprète ces
phénomènes par une action à distance ; ce serait pour le
professeur du collège de France des phénomènes de dy-
namogénie et d'inhibition. M. Prévost, de Genève, a répété
5 fois l'expérience de Brown-Séquard et n'a pu observer

la restitution de la sensibilité affaiblie du côté apposé à l'hémisection de la moelle après l'élongation du nerf sciatique faite du côté de cette hémisection.

M. Prévost n'a jamais pu non plus saisir l'influence de l'élongation d'un nerf telle que l'a trouvée M. Quinquaud, sur la restitution de la sensibilité d'un autre nerf élongé auparavant.

Il est un phénomène non moins curieux qui a été observé presque simultanément par MM. Quinquaud et Prévost. Ces physiologistes ont provoqué de véritables attaques d'épilepsie spinale chex des cobayes en pratiquant l'élongation du sciatique. Nous avons obtenu les mêmes résultats, ainsi que M. Laborde, en pinçant fortement la patte saine d'un cobaye sur lequel nous venions de faire une élongation vigoureuse. L'animal pousse un cri de douleur, puis on voit se produire dans la patte du côté élongé des réflexes exagérés, des mouvements très énergiques et très rapides qui présentent tout à fait l'aspect de convulsions épileptiformes. Cette observation offre une analogie curieuse entre les résultats de l'élongation des nerfs et de l'hémisection médullaire, et montre que, dans ces cas au moins, on est en présence d'une irritation de la moelle, et par conséquent d'une modification du dynamisme des cellules nerveuses.

M. Prévost a essayé de guérir par l'élongation l'épilepsie provoquée chez des animaux. Cette méthode thérapeutique ne semble rien moins qu'indiquée d'après tout ce que nous avons dit jusqu'ici sur la valeur physiologique de cette opération ; les manœuvres ae M. Prévost devaient donc lui donner un résultat négatif;

c'est, du reste, ce que ce physiologiste avoue dans les lignes suivantes empruntées à la Revue Médicale de la Suisse Romande :

Exposons maintenant les résultats de l'élongation de divers nerfs que j'ai pratiquée chez des cochons d'Inde rendus épileptiques, dans le but de chercher à modifier par cette opération ces accidents nerveux. J'ai fait habituellement l'opération en chargeant le nerf sur une ou sur deux lames de Cooper et en opérant ainsi sur le nerf une traction plus ou moins forte ; selon les cas, je rendais les extrémités où se distribue le nerf, insensibles. J'avais soin de ne pas attendre le point où des craquements indiquent que l'on a plus ou moins arraché le nerf.

Elongation du nerf sciatique. — Dans une première série d'expériences, j'ai pratiqué l'élongation du nerf sciatique du côté malade chez des cochons d'Inde rendus épileptiques par la section de ce nerf faite quelque temps auparavant. Dans plusieurs cas, je fis, en même temps que la traction, l'ablation du névrome qui se forme au niveau de la section ; dans deux autres expériences, j'ai simplement détaché ce névrome de ses adhérences.

18 expériences ont été ainsi faites : (exp. 1, 2, 3, 5, 6, 7, 8, 9, 11, 12, 13, 14, 15, 16, 19, 21, 22, 24), parmi lesquelles plusieurs fois l'opération a été répétée ; 15 fois l'opération a été sans aucun résultat; 3 fois (exp. 3, 9, 15), il y a eu un succès relatif ; l'animal (exp. 3), fut guéri pendant deux mois à la suite de l'ablation du névrome.

L'exp. 9 concerne un animal qui se guérit d'une épilepsie gauche à la suite de l'élongation du sciatique gauche ; mais il y eut rechute et guérison spontanée ensuite. Ajoutons qu'une section du sciatique droit, faite plusieurs mois plus tard, le rendit de nouveau épileptique et que l'élongation fut sans effet.

L'exp. 13 m'a aussi donné une guérison de quelques mois à la suite de l'élongation du sciatique gauche, mais l'épilepsie a réapparu ensuite et subsiste encore aujourd'hui.

Dans quelques cas, j'ai pratiqué aussi l'élongation du sciatique du côté opposé, savoir du côté sain (7, 11, 12, 21, 22); cette dernière opération ne m'a jamais donné de résultat favorable à la guérison.

Elongation du plexus brachial, faite quatre fois : (exp. 8, 11, 14, 21), toujours sans aucun effet. La section des nerfs brachiaux ne m'a pas non plus donné le développement de l'épilepsie.

Elongation du plexus cervical et de la branche sous-orbitaire du trijumeau. — Ces branches nerveuses se distribuent dans les parties qui constituent la zone épileptogène, en sorte qu'il était fort naturel de chercher si leur élongation pouvait modifier l'épilepsie. J'étais d'autant plus engagé à admettre ce point que des lésions anatomiques de ces branches nerveuses, savoir des altérations portant à admettre l'existence d'une névrite, avaient été constatées par M. Eternod et moi, dans plusieurs cas, comme je l'ai dit plus haut.

Les résultats des premières élongations que je fis me parurent d'abord favorables ; je crus avoir guéri deux animaux, l'un par élongation du plexus cervical (exp. 18), l'autre par élongation du nerf sous-orbitaire (exp. 15), mais ces animaux avaient subi une simple section et non une résection du nerf sciatique, l'épilepsie dans ce cas est quelquefois moins durable que lorsque l'on a pratiqué la résection du nerf, et il faut ajouter que d'autres cochons d'Inde, opérés dans les mêmes conditions le même jour, se sont spontanément guéris au même moment, tandis que d'autres des mêmes séries, chez lesquels j'avais aussi pratiqué l'élongation des mêmes nerfs, sont restés épileptiques (exp. 15 à 19).

Ces expériences, laissant par conséquent subsister un doute relativement à l'influence favorable de l'élongation du plexus cervical, ainsi que du nerf sous-orbitaire, je les ai répétées plusieurs fois et cela avec des résultats absolument négatifs : les animaux opérés par l'élongation des nerfs cervicaux et sous-orbitaires étant restés épileptiques.

En résumé, sur 6 cas d'élongation du plexus cervical, 1 a guéri (exp. 18) ; 1 (exp. 9), a été guéri pendant sept jours précédant sa mort, mais cet animal était si malade et cachectique, épuisé par une suppuration de la jambe, que le résultat reste un peu douteux ; 4 enfin, (exp. 14, 21, 23, 24), n'ont point été modifiés.

Chez plusieurs cochons d'Inde, l'élongation de plusieurs nerfs a été successivement pratiquée (sciatiques, brachiaux, cervicaux, sous-orbitaires) sans qu'une modification appréciable ait été apportée à l'épilepsie (exp.

7, 8, 11, 12, 14. 21, 22, 24), quelques-uns même ont paru
offrir à la suite de ces opérations une augmentation dans
les symptômes de l'épilepsie.

Afin de me rendre un compte plus exact de l'influence
que pouvaient avoir ces différentes opérations dont
quelques-unes m'avaient paru modifier les symptômes
épileptiformes, je les ai répétées plusieurs fois par séries.
J'opérai un certain nombre d'animaux choisis approximativement du même âge et de la même taille, et quand
les symptômes épileptiformes furent développés chez
tous, je cherchai à les modifier chez quelques-uns au
moyen de l'élongation de tel ou tel nerf; les autres animaux de la même série étaient laissés, au contraire, intacts et servaient d'étalons auxquels on pouvait compa-
rer ceux qui étaient opérés. J'ai pu ainsi me convaincre
que l'élongation qui, dans quelques cas, m'avait paru
être favorable à la guérison de l'épilepsie, n'offrait pas une
influence assez constante pour être considérée comme
réellement efficace.

Je dois rappeler ce que je disais plus haut; l'épilepsie
acquise chez les cochons d'Inde est sujette à varier ; elle
est plus rapidement acquise chez les jeunes animaux ; elle
est susceptible de se guérir spontanément ; elle est moins
tenace quand la section est simple que lorsque l'on fait
une résection du nerf, ou qu'elle provient d'une lésion
de la moelle épinière. Autant de circonstances dont il
faut tenir compte dans l'appréciation des résultats thérapeutiques qu'on fait subir à ces animaux. Je suis donc
amené aux conclusions suivantes :

1° J'ai pu suivre les diverses phases de l'épilepsie observée chez le cochon d'Inde à la suite de la section de l'un des nerfs sciatiques ou des sections ou hémisections de la moelle. Cette maladie peut guérir spontanément, mais aussi subsister des mois et même des années, généralement les crises deviennent plus difficiles à provoquer.

2° L'élongation de plusieurs nerfs (sicatiques, brachiaux, cervicaux, sous-orbitaires), que j'ai pratiquée dans le but de modifier l'épilepsie, m'a donné des résultats presque complètement négatifs.

Quelques animaux ont été guéris par l'élongation du sciatique, du plexus cervical, ou du nerf sous-orbitaire, du côté de la zone épileptogène ; mais d'autres appartenant à la même série ont guéri spontanément et d'autres, plus nombreux, n'ont point été modifiés. Ces résultats sont, par conséquent, fort douteux relativement à l'influence favorable, en tout cas très rare, qu'aurait l'élongation nerveuse sur la guérison de l'épilepsie acquise du cochon d'Inde.

3° J'ai pu, avec M. Eternod, observer dans des cas d'épilepsie unilatérale, des lésions qui me paraissent propres à prouver anatomiquement l'existence d'une névrite ascendante s'irradiant dans plusieurs nerfs du même côté du corps et n'atteignant pas les nerfs du côté opposé ; mais ce point n'est qu'ébauché et demande de nouvelles recherches.

4° Je n'ai pas pu observer comme M. Brown-Séquard

et M. Quinquaud une modification de la sensibilité d'un nerf à la suite de l'élongation d'un autre nerf.

Les expériences de M. Prévost ont donc été suivies d'insuccès; si l'élongation qui agit directement sur la moelle détermine une abolition complète de la sensibilité, l'élongation pratiquée en sens inverse, produit, comme on le voit, au point de vue des altérations de la motricité, des phénomènes qui n'ont pas un caractère de précision absolue.

CHAPITRE II

ELONGATION CONSIDÉRÉE COMME PROCÉDÉ DE RECHERCHES

PHYSIOLOGIQUES.

Les physiologistes qui ont traité au début la question de l'élongation se sont principalement préoccupés de l'action qu'exerce cette opération sur l'excitabilité nerveuse; ils ont donc choisi pour cette expérience des animaux décapités. Plus tard on a cherché à se rendre compte de l'influence de l'élongation d'un nerf mixte sur ses fonctions; il semble qu'alors, les expérimentateurs ayant à leur disposition un procédé dont ils ne connaissaient pas encore le mécanisme aient été pris d'une sorte d'ataxie dans leurs manœuvres opératoires, élongeant d'une part avec une force considérable, brisant tous les filets nerveux, détruisant en même temps la fonction motrice et la fonction sensitive; d'autre part exerçant une traction modérée leur permettant, mais par hasard, de distinguer le moment ou la conduction motrice est intacte tandis que la conduction sensitive est abolie. Cette différenciation qui constitue le point délicat de l'élongation paraît n'avoir été qu'entrevue par les premiers expérimentateurs qui ont fait des travaux sur ce sujet. Aucun n'insiste sur ce point qui, je le répete, est certainement le phénomène le plus intéressant que produise l'élongation d'un nerf mixte. Il constitue en effet une sorte de dissection physiologique des fonctions du nerf et nous éclaire sur un sujet ou le microscope n'a encore été d'aucune utilité(1). Il nous vient naturellement à l'idée de rapprocher cette action curieuse de l'élongation de celle que produit l'empoisonnement par la curare dont elle est le véritable complément, bien que le mécanisme physiologique soit à mon avis absolument différent dans l'un et l'autre cas. Eu effet de même que l'absorption du curare abolit la conduction centrifuge et respecte la conduction centripète, nous avons vu que l'élongation détruit la conduction centripète, mais conserve la conduction centrifuge dans toute son intégrité.

L'élongation peut non-seulement nous être d'une grande utilité dans l'étude de la physiologie générale; mais elle nous sert encore à étudier les propriétés physiologiques de tel ou tel nerf. Comme complément de l'étude des fonctions de ce nerf, quand nous avons observé les effets de l'excitation de son bout périphénique et de son bout central, nous pouvons examiner

(1) Telle était l'hypothèse qu'on pouvait émettre au début; on sait maintenant que tous les filets nerveux peuvent aussi bien conduire les excitations ascendantes que les excitations descendantes.

les phénomènes auxquels donne lieu son étirement du centre vers la périphérie, de la périphérie vers le centre ou la combinaison de ces deux modes d'action.

Nous avons entrepris avec M. Marcus cette étude sur le pneumogastrique en particulier, non pas dans l'espoir de trouver son application dans la thérapeutique, mais pour étudier par une nouvelle méthode ce nerf et ses fonctions.

De même que l'atropine a été employée comme moyen d'investigation par notre grand maître Cl. Bernard et plus tard par Haidenheim et par Schiff pour découvrir les fonctions des différents filets nerveux de la corde du tympan, de même nous avons pris l'élongation comme un moyen semblable pour rechercher les fonctions des nerfs vagues.

Voici le tableau de différentes expériences dont quelques-unes ont été faites en collaboration avec M. Marcus :

Exp. I. — 14 mai 1881. Elongation du vague droit. Traction sur bout périphérique. Vaso-dilatation à droite. Myosis droit. Pâleur à gauche.

Exp. II. — 7 juin. Lapin, mort 11 jours après deuxième présentation à la Soc. de Biol. Poumons complètement hépatisés. Spumes et pus dans trachée. (Il est à remarquer que la traction sur le bout périphérique produit de préférence des troubles pulmonaires.)

Exp. III. — 7 juin. Lapin blanc; élongat. sympat. gauche en tirant sur le bout central. Rien dès le début.

9 juin. Vaso-dilatation oreille gauche, peu de chaleur, léger myosis. A'utre côté normal.

Exp. IV. — 7 juin. Lapin blanc; élongation. Deux pneumogastriques, tractions sur bout périphérique. Rien dans oreilles. Craquements crépitants. Mort, 14 juin, pneumonie (écume bronchique).

Exp. V. — 7 juin. Cobaye élongation des deux sciatiques. 9 juin, sucre dans urines.

Exp. VI. — 9 juin. Petit lapin blanc. Elongation pneumogastrique droit. Traction sur périphérie. Vaso-dilatation oreilles passagère. Mort au bout de trois jours. Asphyxie.

Exp. VII. — 25 juillet. Lapin blanc. Elongation du pneumogastrique et du sympathique du côté droit (traction sur périphérie). Elongation du vague du côté droit (traction sur périphérie) immédiatement après l'expérience.

Vaso-dilatation excessive. Oreille droite et myosis droit.

Légère vaso-dilatation oreille gauche.

Voici, d'une façon générale, ce que l'on observe dans ces expériences. Si sur un lapin qu'on a soin de choisir absolument blanc on élonge les deux pneumogastriques en tiraillant le bout central et en se gardant bien d'intéresser les sympathiques, immédiatement après l'opération on voit survenir dans les deux oreilles une congestion considérable à laquelle succède quelques minutes après une contraction des vaisseaux non moins évidente. Cette anémie est de courte durée, elle fait place à une vaso-dilatation intense qui persiste longtemps et à un myosis double d'une netteté parfaite.

Le lendemain de l'opération l'animal commence à éprouver de la difficulté à respirer, ce phénomène s'accentue et très souvent l'animal meurt asphyxié. Ses poumons présentent à l'autopsie les altérations de la pneumonie franche.

Quelquefois ces phénomènes s'amendent petit à petit

et, au bout de trois semaines environ, la guérison est complète.

L'analyse des urines ne montre rien d'anormal le lendemain, mais le surlendemain, elle révèle dans certains cas la présence de quelques traces de sucre. Cet effet, d'ailleurs, est passager; on peut l'attribuer à l'ébranlement du centre nerveux (1).

Ces faits démontrent que l'élongation des nerfs produit un retentissement sur les centres ; nous assistons évidemment à un réflexe dont la voie centrifuge est le sympathique. L'examen du bulbe quelques jours après l'opération nous révèle d'ailleurs l'existence d'une hyperhémie marquée sur la bandelette grise sous-jacente à l'origine des pneumogastriques, tout à fait à la partie supérieure de cette zone vaso-motrice décrite par M. M. Duval. (Voir planche 1).

L'examen (2) microscopique de cette région fait par M. Mat. Duval, a montré l'existence d'une dilatation excessive des vaisseaux dans toute la partie qui correspond à l'implantation des racines du pneumogastrique élongé.

C'est évidemment par un mécanisme semblable que se produisent les troubles trophiques de l'oreille que nous avons constatés plus tard dans de semblables conditions.

---

(1) Nous avons aussi constaté la présence du sucre dans l'urine d'un cobaye, sur lequel nous avons pratiqué l'élongation des deux sciatiques.

(2) Je suis heureux de présenter mes remerciments a M. Mat. Duval ainsi qu'à mon collègue M. Dassyqui ont eu l'obligeance de faire l'analyse histologique de ces pièces.

Dans la séance du 22 octobre, à la Société de biologie, j'ai présenté avec M. Gellé dont la compétence en matière d'otologie est très connue, des pièces sur lesquelles on constate des lésions auriculaires nées sous l'influence de l'élongation du nerf pneumogastrique chez le lapin.

Les lésions trophiques auriculaires consécutives aux traumatismes exercés sur le bulbe et sur le nerf trijumeau, soit à son origine, soit au delà, sont connues et tout dernièrement un élève de M. Gellé, M. le Dr Baratoux, traitait ce sujet in extenso dans une thèse travaillée.

Dans ces expériences, c'est bien à la suite d'une blessure du nerf afférent à l'organe de l'ouïe et sous l'influence directe de cette action que les troubles de nutrition : fluxions, hémorrhagies, suppurations, se produisent ; et le rapport entre la lésion expérimentale et l'affection auriculaire est aussi évident qu'il est direct.

Les pièces que nous avons présentées offrent tous les degrés des altérations observées antérieurement, fluxions, hémorrhagies suppurations ; cependant, ces altérations si prononcées ne reconnaissent pas pour cause les lésions expérimentales du bulbe ou du trijumeau.

Elles sont nées à la suite d'une élongation du nerf pneumo-gastrique, et c'est par le retentissement sur les origines bulbaires de ce nerf que les oreilles ont été frappées secondairement(1). Voici les altérations que présente

(1) Si nous n'avions pas nettement constaté les troubles bulbaires, nous aurions pu attribuer les altérations de l'oreille à une action directe du pneumogastrique par le filet d'Arnold qui concourt à la formation du plexus tympanique.

la première pièce (planche 2), pour laquelle la lésion est limitée au conduit auditif osseux, auprès du cadre tympanal et consiste en une fluxion hémorrhagique ; au-dessus de la paroi inférieure de ce canal, le tympan et la bulbe sont sains (1).

La deuxième pièce (planche 3), offre deux sortes ou mieux deux degrés d'altération :

L'oreille gauche présente un conduit auditif externe bouché et comblé entièrement par un caillot rutilant qui est visible à travers la cloison tympanique saine. Au reste, le pavillon a été le siège d'une fluxion intense.

L'oreille droite est plus malade (pl. 4) ; elle offre une bulle entièrement pleine de pus crémeux, blanc, épais, qui comble toute la cavité et fait issue dans le conduit auditif à travers le tympan ouvert et perforé largement.

L'oreille interne des deux côtés n'offre comme modifications sensibles qu'une coloration générale rosée du liquide de Cotugno et des membranes, sans altération plus accusée des tissus ou des organes de l'ouïe.

Nous avons complété ces recherches en observant l'étendue des lésions bulbaires (planche 1) qui ont causé ce grave retentissement sur l'oreille. Le bulbe est injecté ; on constate çà et là sur sa surface externe de petites hémorrhagies dont l'une plus considérable que les autres, siège sur le lieu d'origine même du pneumogastrique droit, c'est-à-dire du côté où les troubles ont présenté le plus d'intensité.

J'ai, en outre, examiné à l'aide de la méthode gra-

(1) Ces expériences ont été faites sur un lapin, sacrifié le 21 octobre. L'élongation des des vagues avait été faite le 18.

phique les troubles qu'apporte l'élongation des pneumogastriques au rhythme respiratoire ainsi qu'aux battements cardiaques,

Nous nous sommes entourés de toutes les précautions
nécessaires afin d'éviter les causes d'erreur. Sachant,
par exemple, combien les tracés graphiques sont sujets
à varier chaque fois que l'appareil éprouve le moindre
déplacement, nous nous sommes appliqué à bien fixer les
tambours et nous nous sommes arrangés de façon à ce
qu'une fois posés, ils ne pussent être dérangés pendant
tout le temps de l'expérience.

Nous avons d'abord pris, sur un tour du cylindre, le
tracé normal de la respiration et des battements du cœur
(tracé 1) (1).

(1) Ces premières expériences ont été faites sur le lapin.

Nous avons ensuite, après avoir pratiqué une incision à la peau et à l'aponévrose, dissocié les muscles et découvert les vagues sans les avoir touchés, pris un second tracé qui d'ailleurs est semblable au premier (tracé 2).

Ayant dénudé et chargé le pneumo-gastrique gauche sur un fil, nous avons observé une très légère modification du tracé (tracé 3).

La même opération pratiquée sur le vague du côté droit nous a donné un tracé sensiblement différent des premiers (tracé 4).

Ce qui prouve que le fait même de saisir ces nerfs sur un instrument quelconque, sonde, excitateurs, constitue déjà une légère élongation.

Les troubles se sont accentués quand nous avons étiré violemment le vague gauche (tracé 5).

Ils se sont enfin montrés dans toute leur intensité après l'élongation vigoureuse pratiquée des deux côtés. (Tracés 6 et 7).

On voit alors que le rhythme respiratoire est conservé, mais considérablement ralenti. Dans un espace de temps donné, le nombre des respirations est trois fois moindre qu'avant l'élongation. Comme on le voit, la ligne monte brusquement, puis on remarque un plateau auquel succède une ligne de descente très lente. Le tracé accuse une augmentation considérable de l'amplitude respiratoire.

Les battements du cœur ont, comme on le voit, éprouvé de même un ralentissement proportionnel à celui de la respiration, ils ont aussi gagné en énergie.

Au bout de vingt-cinq minutes environ, les phénomènes s'amendent et le tracé ne présente plus de troubles
aussi caractérisés. Il y a cependant toujours plus d'amplitude et moins de rapidité qu'à l'état normal.

Ces phénomènes sont dus sans doute à la diminution
de la conduction des excitations bulbaires. Car, sur le
lapin comme sur le chien, ainsi que nous l'ont démontré
nos expériences ultérieures, l'excitation des pneumogastriques faite avec l'extra-courant de la bobine moyenne
de Dubois-Raymond n'a jamais pu déterminer l'arrêt
complet des battements du cœur. Ce phénomène plein
d'intérêt sur lequel je n'insisterai cependant pas, car son
interprétation réclame un grand nombre d'expériences
que je me propose de faire, a été observé avec plus de
netteté dans nos recherches sur le chien.

Voici comment nous avons pratiqué l'opération. Une
canule est introduite dans la trachée de l'animal afin de
permettre dans les voies respiratoires l'introduction de
l'air à l'aide de la respiration artificielle. La poitrine de
l'animal est ouverte, le cœur mis à nu et le tambour immédiatement appliqué sur l'organe. De cette façon, nous
avons obtenu, M. Laborde et moi, des tracés d'une étendue considérable qui nous ont reproduit avec une grande
clarté les phénomènes entrevus dans mes expériences
sur le lapin. Malgré l'excitation énergique des vago-sym-
pathiques, après élongation complète, le cœur n'a jamais cessé de battre tant qu'a duré la respiration artificielle.

PARTIE CLINIQUE

Dans cette partie de mon travail, je me contenterai de rassembler les principales observations d'élongations nerveuses que j'ai pu recueillir.

Je commencerai par les cas dans lesquels cette opération a été tentée contre les troubles de la motricité : tétanos, contractures, épilepsie, paralysies, afin de faire ressortir d'une façon très nette le nombre de résultats négatifs que fournissent ces observations.

Je terminerai enfin par les observations de névralgies, de douleurs fulgurantes chez les tabétiques, désirant ainsi faire constater, en dernier lieu, la quantité considérable de succès que les cliniciens ont obtenus dans ces derniers cas.

Ces résultats sont d'ailleurs en harmonie parfaite avec ceux que nous a donnés l'expérimentation dont ils forment le complément.

Tétanos.

OBSERVATION I. — (VOGT, 1876.)

Mise à nu et élongation du plexus brachial dans un cas de tétanos traumatique.

Un maçon âgé de 63 ans, avait reçu le 23 août, à la partie

moyenne de la main droite, une blessure occasionnée par la chute
d'une pierre. Les lèvres de la plaie, gonflées à la partie supérieure, guérirent à l'aide d'un pansement désinfectant, tandis que
la partie correspondante du dos de la main fut longtemps couverte
de granulations. Le patient sortait tous les jours; mais le 7 septembre, il ressentit un tiraillement dans le cou et le médecin qui
l'examinait trouva déjà un trismus très net. Il lui fit prendre immédiatement une forte dose de morphine et d'opium ainsi que des
bains locaux; mais le 9, apparut le tétanos qui, s'irradiant de la
nuque vers le dos, survenait tous les jours et si fort que le malade
pris bientôt d'un trismus continu tomba dans de violentes attaques
d'opisthotonos et de convulsions toniques du membre inférieur.
A ce tétanos généralisé se joignirent le 15 des convulsions cloniques intercurrentes. Je vis le patient dans cet état le 16 septembre,
et je trouvai la forme typique qui vient d'être décrite du trismus et
du tétanos traumatique. A l'examen local, je remarquai la fraîcheur
de la cicatrice gonflée à la partie supérieure de la main droite, et je
vis, sur la partie correspondante du dos de la main, au tiers inférieur du troisième métacarpien, des plaies granuleuses dans les re-
plis de la cicatrice. Ni la cicatrice, ni la plaie et les régions voisines ne se montraient sensibles à la pression. On déterminait de
même peu de douleur sur le trajet du nerf à l'avant-bras et au
bras. Au cou, la région du plexus-brachial était très sensible à la
pression, tellement que le patient éprouvait en même temps des
secousses générales et des convulsions toniques dans les muscles de
la nuque. Jusque-là les traitements n'avaient rien produit, l'état
s'était de jour en jour fort aggravé à cause de l'impossibilité de faire
prendre de la nourriture au malade pendant cette durée si grande
du trismus et du tétanos. Il ne paraissait pas possible de le sauver. Alors, je proposai immédiatement comme traitement local :
ouverture de la cicatrice et lavage des lèvres de la plaie; au lieu de
faire une amputation sur un vieillard ou de pratiquer la névrotomie du médian et du radial, puisque la plaie était sur le territoire
de ces deux nerfs, je pensai qu'il valait mieux élonger le plexus
brachial. Le 16 septembre, je fis l'opération. J'endormis le malade.

et, me servant du spray, je fis une profonde incision sur la cicatrice
de la partie supérieure de la main ; écartant les bords de la plaie,
je sectionnai transversalement les fibres adhérentes de l'aponévrose
de cette région, de telle façon que je pus facilement déplacer le
tendon du fléchisseur du médius à travers les parties molles. Sur
le dos de la main, les bords de la cicatrice furent sectionnés et apla-
nis. Les deux plaies furent pansées avec la méthode antiseptique.
Au côté droit du cou, je fis une incision de la largeur de quatre
travers de doigts sur le bord antérieur du muscle trapèze au-dessus
de la clavicule, et le plexus brachial fut mis à découvert dans le
triangle formé par le trapèze, l'omohyoïdien et le scalène. Il fut
attiré au dehors, après ouverture de la gaine à l'aide d'un crochet
mousse. Là, ayant glissé l'index sous les filets nerveux, je les tirai et
les élongeai énergiquement dans les directions centripète et centrifuge. La gaine du nerf ouverte avait l'aspect rouge. Je la fendis à la
partie supérieure jusqu'à la colonne vertébrale et découvris les
nerfs à l'aide d'un crochet mousse et d'une sonde. Après avoir
établi un drainage, je fis panser cette plaie avec de l'acide salicylique. Le patient, à son réveil, put ouvrir la bouche quand on
l'y invita et tirer la langue ; à partir de ce moment, le tétanos avait
disparu ! Le patient put facilement prendre des aliments liquides.
Il se trouvait, il est vrai, très faible surtout lorsqu'il était debout
mais il pouvait s'asseoir sur son lit.

Les troubles de la sensibilité et de la motilité de l'extrémité supérieure droite ne sont pas appréciables.

Le 17 septembre, c'est-à-dire 24 heures après l'opération, il eut
pendant quelques heures de violents vomissements.

Dans ces efforts considérables, il survint encore une fois une
crampe momentanée à la nuque, et le 18, l'accident était passé. Le
20, le patient quitta le lit une demi-heure. Après une longue sieste
pans un fauteuil, il éprouva encore une fois dans le dos de fortes
secousses qui disparurent bientôt. Il lui est encore difficile d'ouvrir très largement la bouche. Dix jours après l'opération, le malade n'avait plus besoin d'aucun traitement spécial. La peau du
cou se couvrit simplement de granulations. Plus tard, je les trouvai

moins étendues et les tissus de la cicatrice étaient mobiles. Au bout
de six semaines, le patient reprit son métier. Dans un examen plus
récent, j'ai constaté qu'il n'existait aucun trouble des mouvements
et de la sensibilité dans les régions opérées.

OBSERVATION II. — (KOCHER, 1876.)

**Mise à nu et élongation du nerf tibial dans un cas de tétanos
traumatique.**

E... jardinier, éprouva, le 23 juin, de la difficulté à déglutir; ce
phénomène s'accentua le 24. Ce jour, il fut meurtri de coups de
poings.

Le 26. Le patient présentait la forme la plus nette de tétanos
aigu.

Le 28. On découvrit sous le gros orteil gauche une bulle épider-
mique dont on fit l'extraction. On trouva enfoncée dans la peau à
un demi-centimètre de profondeur, une pointe de sapin. La pointe
était enchâssée profondément dans une gouttière purulente s'ou-
vrant dans un cul de-sac. En touchant la plaie et en appuyant sur
la pointe, on pouvait — ce fait n'était pas constant — faire cesser
les convulsions cloniques auxquelles la jambe et le pied étaient en
proie. Après l'extraction de la pointe, la plaie se cicatrisa et la guérison était incessamment attendue. Pour ne point obscurcir l'observation, on n'avait pas employé un traitement compliqué; mais
le lendemain 29, au matin, bien que le malade ne présentât aucun
signe fâcheux, on lui administra du chloral à la dose de 4 gr. Il
se fit un changement remarquable dans son état; en même temps
qu'une élévation de température, on constata un accroissement rapide du nombre des pulsations.

Après une nouvelle prise de chloral, sommeil et cessation de
l'attaque.

Le 30. Longue et violente attaque avec forte élévation de température jusqu'à 39,6. On pratiqua l'élongation du nerf. Comme

la blessure se trouvait sur le territoire du nerf tibial postérieur (rameau plant. int.), on fit l'incision sur la malléole interne, et on mit le nerf à nu en arrière de l'artère qu'on lia. Il avait subi des modifications si remarquables, qu'on crut avoir découvert un tendon. Ce nerf était plus gros que le nerf poplité mis ensuite à nu. Sa surface absolument homogène ne présentait pas les fascies caractéristiques formées par les petits filets nerveux et offrait une coloration terne, rouge sombre, asymétrique. Ne sachant si on avait affaire à un tendon ou à un nerf, on fendit la gaine dans sa longueur et on aperçut alors visiblement les filets nerveux sous l'enveloppe gonflée, épaissie, rougie. Par mesure de précaution, le nerf poplité fut aussi mis à nu, il présentait tout à fait l'aspect normal, il fut pris sur un crochet convenablement étiré et élongé. L'élongation est douloureuse; elle fait cesser la contracture des muscles du mollet. L'issue de l'opération fut immédiatement évidente. Les muscles de la jambe, de la partie supérieure et de la partie inférieure de la cuisse se relâchent, tandis que les muscles correspondants du côté opposé conservent leur degré de tonicité. Pendant toute l'après-midi, le patient est visiblement mieux, il est causeur, les attaques rares et faibles: La température baisse aussi continuellement jusqu'au degré normal, mais elle recommence à s'élever avec le retour d'une violente attaque convulsive.

1er juillet. Après une détente causée par l'administration du chloroforme, la température s'élève continuellement et atteint 39°.-40°, le 3, jour où survient la mort.

A l'autopsie judiciaire, nous avons trouvé que le nerf poplité, à l'endroit où il avait été mis à nu et élongé, présentait les mêmes altérations que le premier. On constata la rougeur et le gonflement de la gaine comme sur le nerf tibial au moment de l'opération, mais à un degré moindre.

OBSERVATION III. — (Vogt.)

Blessure de la main. — Trismus et tétanos au 9ᵉ jour. —· Mort quatre jours après.

S. Barbier, âgé de 31 ans, étant en état d'ivresse le 22 septembre 1867, fut atteint par une roue de voiture en marche et blessé par la garniture en fer à la dernière phalange du médius droit.

Le tendon du fléchisseur fut découvert et quelque peu déchiré. La plaie minutieusement nettoyée fut fermée par une suture.

24 février. On enlève les points de suture. Les bords de la plaie sont fort gonflés; elle secrète même un liquide fétide. Sur la peau enflammée et humide, on aperçoit de belles granulations qui commencent à envahir les bords de la cicatrice sans que le patient ait remarqué des troubles locaux en quelque endroit.

1ᵉʳ octobre. Le patient ressentit de la raideur dans la nuque et aussitôt il lui fut impossible d'ouvrir largement la bouche. Malgré les bains locaux et des injections sous-cutanées de morphine ainsi que l'administration à l'intérieur d'une forte dose d'opium, le trismus persista.

Le 2. Survint de l'opisthotonos. Malgré la série de médicaments employés jusque-là, il y avait toujours des sensations de tiraillements dans la nuque.

Le tableau n'était pas changé. A la suite d'insomnies complètes et prolongées apparurent des convulsions tétaniques.

Le 3. Elles se répandirent par tout le corps.

Pouls 120. Température 37,5, monte jusqu'à 38,7.

Le 4. Violent accès de toux provoqué par d'abondantes mucosités dans le larynx et la trachée, et la mort survient à midi au milieu de convulsions cloniques intermittentes.

OBSERVATION IV. — (Vogt.)

Blessure du pied. Le 4ᵉ jour, désarticulation d'un orteil. Neuf jours
après, trismus. — Au bout de huit jours de cet état, deuxième amputation de la jambe et excision de la cicatrice. — Persistance du
tétanos. — Injection d'acide phénique. — Persistance d'abord, ensuite détente générale en l'espace de quatorze jours, — Guérison cinq
semaines après la blessure, quatre semaines après la première apparition du trismus.

G..., homme de peine, âgé de 19 ans, a été le 11 août 1874, atteint par une machine et blessé au cinquième et au quatrième orteils du pied droit.

Le cinquième était broyé et le quatrième contusionné.

Le 15. On fit l'amputation du cinquième orteil; la marche de la
guérison fut normale; les bords de la plaie s'accolèrent.

Le 16 et le 17. Température 38,6, peut-être un petit mouvement
fébrile.

Le 24. On trouva les premières traces du trismus.

Le 28. Tétanos évident. Hydrate de chloral à l'intérieur; injections
sous-cutanées de morphine.

L'état persiste malgré cette médication.

Le 2 septembre. Contracture dans les muscles du membre inférieur. Je fis alors la désarticulation du quatrième orteil qui avait été
seulement contusionné et dont la plaie présentait une simple éclosion de granulations.

J'excisai les tissus cicatriciels de l'ancienne plaie, et j'évidai les
têtes des quatrième et cinquième métatarsiens.

La guérison de la nouvelle plaie se fit dans de bonnes conditions,
mais le tétanos ne subit aucune modification dans sa marche. Température 39-39,6.

Le 4. 39,2. Etat fébrile intense.

A partir de cette époque (un jour après l'opération), je fis tous
les jours avec la seringue de Pravaz pleine une injection au 2 0/0
d'acide phénique dans la région supérieure de la cuisse. J'ordonnai

des bains et du chloral qui n'apportèrent aucune modification au tétanos; le soir, une injection sous-cutanée de morphine.

Bien que le 6 on ait vu apparaître encore des symptômes de raideur dans la partie supérieure de la cuisse gauche, il se fit le lendemain une détente générale dans quelques groupes de muscles, à la face, à la nuque et au dos, de sorte que, l'amélioration faisant des progrès rapides, le patient put un peu quitter le lit le 24.

Guérison le 26.

OBSERVATION V. — (Vogt.)

Blessure de la main. — Trismus au bout de quatorze jours, puis tétanos ; convulsions cloniques au bout de huit jours de cet état. — Excision de la cicatrice et élongation du nerf. — Disparition du tétanos immédiatement après l'opération. — Guérison.

OBSERVATION VI. — (Eben-Watson.)

Tétanos traumatique. — Elongation des nerfs du bras. — Mort.

M..., âgé de 60 ans, entre à l'hôpital le 21 novembre 1877, pour une plaie contuse de l'extrémité de l'index gauche en voie de suppuration. Les symptômes tétaniques avaient paru déjà depuis trois jours; mais le malade n'y avait pas pris garde, et il entra déjà fort affaibli. On le traita sans succès par la fève de Calabar, et le 22 on procéda à l'élongation des nerfs du bras.

Une incision de trois pouces fut faite sur le trajet de l'artère humérale, par laquelle on attira au dehors le nerf médian, le radial et le cubital. Ces trois nerfs furent saisis entre les doigts en haut et en bas jusqu'à fatiguer l'opérateur, puis remis à leur place. On appliqua un pansement antiseptique. Dès que l'influence du chloroforme se dissipa, le malade fut pris d'un violent spasme généralisé, puis ensuite sembla soulagé.

On fit des injections hypodermiques de fève de Calabar, mais le pouls et la température restèrent élevés. Les forces diminuèrent promptement et le malade mourut la nuit, au milieu des convulsions.

OBSERVATION VII. — (EBEN-VATSON.)

Tétanos traumatique. — Élongation des nerfs du bras. — Mort.

Le nommé A... F..., âgé de 35 ans, entre à l'hôpital le 16 septembre 1877. Il a une plaie contuse de la main gauche. Le 24 septembre, il se plaint d'avoir eu froid pendant la nuit, et de souffrir d'une douleur rhumatismale dans le bras malade. Le lendemain se montrait le trismus des mâchoires, puis les autres symptômes d'un tétanos confirmé. On décida l'élongation.

Comme dans l'observation précédente, on découvrit le médian, le radial et le cubital, qui furent élongés de la même façon, puis le chirurgien amputa la main écrasée.

En se réveillant, le malade fut pris d'un spasme violent que l'on combattit par des injections de fève de Calabar. Pendant treize jours, le malade se trouva assez bien pour prendre quelque nourriture et sommeiller, grâce au chloral. La température resta élevée et le pouls très variable. Le treizième jour un spasme emporta le malade, après quelques convulsions localisées dans la région cervicale.

OBSERVATION VIII. — (Dr Louis THOMAS, chirurgien en chef de l'hôpital de Tours.)

Tétanos consécutif à une plaie de la main. — Elongation du nerf médian. — Cessation de la contracture et des spasmes. — Mort par infection purulente.

Douzat (Louis), âgé de 28 ans, garçon limonadier, entre à l'hôpital le 13 avril 1878. Il s'est fait il y a trois semaines, en tombant sur un tesson de bouteille, une plaie de 4 centimètres d'étendue au niveau de l'éminence thénar. Jusqu'au 10 avril la plaie se comporte bien et le malade a pu reprendre ses occupations. Ce même jour, il ressent quelques fourmillements et quelques crampes dans la main blessée et le membre correspondant. Le 10 avril, crampes plus fréquentes, plus intenses et plus douloureuses; le 13, il survient de la raideur des mâchoires. Le 14, le lendemain de son entrée, voici l'état dans lequel il fut trouvé :

Opisthotonos très accentué, membres inférieurs dans l'extension forcée, impossibilité de les fléchir; mâchoires serrées, gêne de la déglutition. Toutes les quatre ou cinq minutes, contractions convulsives douloureuses, se reproduisant au moindre attouchement; elles portent exclusivement sur les muscles fléchisseurs et débutent par le membre blessé. Sueur abondante, langue sèche, soif vive. Pouls 120, température 39°.

La plaie est comblée par des bourgeons charnus d'assez bonne apparence, ne fournissant aucune suppuration. L'intelligence du malade est conservée.

On pratique, toutes les quatre ou cinq heures, une injection hypodermique de morphine au voisinage de la blessure ; potion avec 8 grammes d'hydrate de chloral à prendre dans les vingt-quatre heures; tisane sudorifique.

Le 15, pas d'amélioration, même contracture, crises convulsives aussi fréquentes. Pouls 120, temp. 40°.

M. le Dr Thomas se décide à pratiquer l'élongation du nerf médian. A la partie inférieure et interne du bras, un peu plus en dedans que pour la ligature de l'humérale, on pratique, après application de la bande d'Esmarch et l'anesthésie locale par l'éther, une incision de 5 centimètres. L'aponévrose est divisée sur le corps du biceps; écartant la lèvre interne de la plaie, on découvre le paquet des vaisseaux. A leur côté interne, on découvre le nerf médian ; il est isolé sur une longueur de 2 à 3 centimètres. Après l'avoir chargé sur la sonde cannelée, on l'attire en dehors; puis, suivant en cela le procédé de M. Verneuil, on l'écrase sur les bords de la cannelure de la sonde. Abandonné ensuite dans la plaie, le nerf revient prendre sa place. Deux points de suture sont appliqués, et on fait un pansement phéniqué.

Pendant l'opération, plusieurs accès convulsifs se produisent ; cependant, celle-ci terminée, le malade dit éprouver du soulagement. A 5 heures du soir, l'opisthotonos, le trismus et la dysphagie avaient disparu. Une heure après l'opération, le malade s'est endormi et a reposé environ deux heures. A son réveil, très léger accès convulsif ; il remue à volonté les membres inférieurs et les maintient fléchis ; il boit sans difficulté. Pouls petit, 140 ; température axillaire, 41°.

A 7 heures du soir, délire tel qu'il sort de son lit, marche dans la salle. A 10 heures, coma, et une heure après il succombe.

L'examen du nerf élongé fut fait. Le nerf médian offrait l'aspect normal à l'avant-bras ; vers le pli du coude, le névrilème était injecté et devenait le siège d'une vive congestion au niveau de l'élongation du nerf. A ce point, le médian avait perdu sa forme arrondie, il était aplati et sans consistance. Une disposition curieuse, que nous a permis de constater le durcissement dans l'acide chromique, c'est la rupture des filets nerveux périphériques épargnant les filets centraux.

Nous trouvons dans le *Med. Times and Gaz.* du 21 août 1880, l'intéressante observation d'un malade atteint de tétanos et traité avec succès par l'élongation du nerf médian. Cette observation peut être résumée de la manière suivante :

OBSERVATION IX.

Un homme de 54 ans entre à l'hôpital le 23 janvier, présentant diverses blessures produites par la chute d'un tronc d'arbre : plaie à l'avant-bras droit, vaste plaie de 20 centimètres de large à la face postérieure de l'avant bras gauche, avec dénudation des tendons extenseurs, fracture transversale du fémur gauche en bas du tiers moyen. Après application d'appareils et de pansements appropriés, un phlegmon diffus se développa le troisième jour à l'avant-bras droit ; de longues incisions furent pratiquées et la réparation commençait, l'état général était satisfaisant, lorsque, vers le dixième jour (2 fév.), les premiers phénomènes tétaniques se manifestèrent. Ce furent d'abord des spasmes douloureux des fléchisseurs de l'avant-bras, recourbant énergiquement les doigts dans la paume de la main ; ces spasmes augmentèrent d'intensité pendant tout une semaine, puis il survint de la raideur du cou, de la dysphagie, une immobilisation complète de la mâchoire inférieure et de la contracture des muscles de l'abdomen et des membres inférieurs. Une élévation brusque de la température s'était produite au début de cette recrudescence des accidents. C'est dans ces circonstances que fut tentée l'élongation ; le malade ayant été préalablement éthérisé, le nerf médian fut mis à nu à la partie moyenne du bras, et de fortes tractions exercées sur lui de haut en bas et de bas en haut. Après l'opération, il n'existait plus ni douleur ni spasme musculaire et les doigts pouvaient être étendus sans difficulté. La guérison se maintint complète. Le malade quitta l'hôpital le 10 mai, après un séjour de trois mois et demi dû à sa fracture de cuisse.

Contractures

OBSERVATION X. — (BILLROTH, opération 1869 ; publication, 1872.)
Mise à nu du sciatique.

Il s'agit d'un homme de 25 ans, charpentier, qui, le 16 février 1869, tomba d'une échelle, ayant dans les bras un poids de 60 livres, de façon que la partie droite du siége vint frapper l'angle d'une

table. Cet accident donna d'abord lieu à des contractures très nettes dans l'extrémité du membre touché. Au bout de quelques
semaines, ces contractures s'augmentent et se compliquent quelquefois de perte de connaissance associée à des crampes générali-
sées à tous les muscles (était-ce de l'épilepsie?) qui survenaient avec
leur forme typique de temps en temps et d'une façon nettement
spontanée, de même qu'elles pouvaient être provoquées complètement ou incomplètement par le contact de quelque apophyse vertébrale où la pression exercée soit sur le sciatique dans tout son
trajet, soit sur les muscles du mollet.

Le 5 juillet, on fit l'opération suivante : comme le patient très
agité était difficile à placer sur la table d'opération, les extrémités
malades reçurent quelques chocs, quelques secousses qui donnè-
rent lieu à un commencement d'opisthotonos. Tandis qu'on essayait
d'endormir le malade par le chloroforme, au moment où l'effet
narcotique commençait à se produire, cette attaque débutante
fut coupée. Lorsque l'anesthésie fut complète, on plaça le patient
sur le ventre, et je fis, pour découvrir le sciatique, une incision de
la longueur de 8 pouces entre la tubérosité droite de l'ischion et le
trochanter ; les muscles furent dissociés dans la profondeur jusqu'à
la rencontre du nerf; pendant ce temps on faisait la ligature de
quelques artères coupées qui donnaient du sang. Comme je l'avais
observé pendant l'extirpation d'un carcinome des glandes axillaires
et dans l'arrachement d'un fibrome du sciatique de la grosseur
d'une tête d'homme, les fonctions des nerfs et de leurs parties voisines, sous l'influence de cette opération, sont ébranlées jusque
dans une grande étendue. J'entrepris sans crainte de tirer avec les
doigts le nerf hors des parties avoisinantes et de l'attirer toujours avec
les doigts, dans la direction du bassin, jusqu'à l'échancrure sciatique autant qu'il a été possible de le faire; je crois avoir senti distinctement les racines qui concourent à la formation du nerf et les
avoir suivies du doigt jusque dans les trous sacrés. Cette opération,
quoique paraissant inutile, avait pour but de rechercher quelque
anomalie dans le nerf et dans son voisinage; tout paraissait normal à la vue et au toucher ; ayant soulevé le gros nerf entre les

doigts, je ne pus apercevoir la moindre anomalie. La tubérosité
ischiatique aussi était normale; je ne pus constater au toucher ni cal,
ni mobilité de fragments. Il n'y avait plus rien à faire, si ce n'est
de refermer la plaie à la partie supérieure et de laisser à la partie
inférieure une ouverture pour l'écoulement des sécrétions. Pendant tout le temps que dura cette opération sur le nerf, on ne constata aucune trace de mouvement dans la jambe ni aucun indice
de contracture. Quand le sommeil eut cessé et que le patient eut
repris petit à petit la connaissance, il se plaignit de douleurs à l'endroit de la blessure, puis il se mit à étendre la jambe; alors l'opisthotonos revint. L'attaque fut d'une intensité et d'une durée légères;
quand le patient en fut débarrassé, il accusa de nouveau la blessure de lui faire éprouver une douleur cuisante. Le sang qui s'é-
tait écoulé de la plaie en quantité insignifiante pendant l'attaque s'arrêta spontanément. J'avais la conviction que l'opération
avait été inutile, et je rentrai chez moi passablement découragé.

La plaie, pour se guérir, réclamait l'évacuation du pus qui s'était
glissé dans le voisinage du sciatique, ce qui nécessita une large incision, de sorte que la plaie atteint quatorze pouces de longueur et
que la guérison définitive ne survint qu'après une année.

La marche des attaques alla en s'affaiblissant. Après celle qui
suivit immédiatement l'opération, le malade put remuer activement la jambe. Au premier et au deuxième jour, aucune attaque,
quelques soubresauts seulement. Au vingtième jour après l'opération, le dernier paroxysme. Le 15 octobre 1869, la plaie est entièrement cicatrisée et le malade sort complètement délivré de ses
attaques et ayant recouvré la motilité dans sa jambe qui n'est encore un peu gênée qu'à l'endroit de la cicatrice.

En décembre 1869, il survient une inflammation aux matrices
de tous les ongles de l'extrémité malade. Plus tard, une violente
névralgie et un accès convulsif. En mars 1871, extirpation de
l'ongle du gros orteil avec sa matrice. Depuis cette opération, il
ne s'est produit aucune attaque.

OBSERVATION XI. — (NUSSBAUM, 1872.)

Mise à nu et élongation du plexus brachial.

Hailer, âgé de 23 ans, fut frappé à Bazeilles, le 1er septembre 1870, sur la partie gauche de la nuque et au coude par un coup de crosse de fusil ; à cet endroit survint un abcès qui fut ouvert et qui guérit, mais auquel succéda bientôt de la contracture du côté gauche de la poitrine, de tout le bras gauche et de l'avant-bras jusqu'à la main. Je conçus le plan suivant : suivre les quatre nerfs cervicaux inférieurs jusqu'à leur sortie de la colonne vertébrale, détacher les adhérences probablement établies en cet endroit, élonger même les nerfs, et agir ainsi jusque sur les portions voisines de la moelle. Je voyais la possibilité de la propagation de l'abcès jusqu'aux nerfs et, sous l'influence de leur excitation, de la production de convulsions toniques. Le 15 février 1872, j'endormis le patient jusqu'au stade de tolérance parfaite, et je pratiquai l'opération ; par une large incision au coude, j'ouvris la peau jusqu'au nerf cubital dans sa gouttière osseuse sur une longueur de 10 centimètres, je l'élongeai modérément, je le remis à sa place, je nettoyai la plaie et fis la suture. Comme un coup avait été appliqué sur l'articulation du coude, je croyais à la possibilité d'une adhérence anormale. En un mot, je voulus suivre le nerf dans tout son trajet.

Je fis une seconde incision, au haut de l'aisselle, d'environ 10 centimètres de longueur, sur l'artère axillaire ; je tirai en dehors de la plaie tous les nerfs qui entouraient l'artère, aussi bien les nerfs cutanés que les nerfs musculaires, qu'il était très difficile de distinguer les uns des autres et parmi lesquels je diagnostiquai le médian, le radial et le cubital par les mouvements qu'ils faisaient faire aux doigts qu'ils innervent, lorsque j'exerçai des tractions sur eux ; ce phénomène intéressa énormément tous les spectateurs. Ensuite j'épongeai le sang de la plaie et je fis la suture.

Enfin, je fis une incision de 10 centimètres de longueur sur la plus grande voussure de la clavicule gauche, voulant, en cet endroit, faire la ligature de la sous-clavière. Je passai à travers le peaucier et, laissant le couteau de côté, je me servis de pinces que je plaçai en avant et en arrière de la sous-clavière, à l'endroit où se trouvent les nerfs cervico-spinaux inférieurs ; je les saisis avec les doigts, je les élongeai et suivis chacun d'eux avec la pointe de mon index droit jusqu'à la colonne vertébrale que je touchai légèrement, à ce qu'il m'a semblé. A cet endroit, je les tirai en haut, en bas, à droite, à gauche ; en un mot, j'exerçai des tractions le plus près possible du centre. En définitive, je tirai énergiquement sur chaque nerf dans la direction qu'il prend à sa sortie de la moelle.

Pendant cette opération, tous les assistants, qui conservaient le plus grand silence et qui étaient attentifs, virent des secousses violentes agiter le bras gauche et les muscles pectoraux de ce côté. Enfin, je remis en place les nerfs qui me semblaient assez allongés. Je n'avais rien découvert d'anormal pendant cette opération. Nulle part je n'ai trouvé de forte adhérence, nulle part d'épaississement du névrilème. Deux petits vaisseaux cutanés qui saignaient furent liés. La plaie fut soigneusement nettoyée et cousue. Pendant l'anesthésie, au moment où avaient lieu les convulsions, j'avais poursuivi, autant que possible, les nerfs intéressés pour être sûr de porter par mon élongation un retentissement jusque sur la moelle. Je trouvai superflu de toucher aux quatre nerfs cervicaux supérieurs, le nerf phrénique ne présentant aucune altération, puisque le patient n'avait jamais éprouvé d'apnée ni de convulsions du diaphragme.

Le sommeil fut profond et de longue durée ; le réveil fut long. Par incrédulité, je suis resté auprès de la table d'opération, sachant que dans des chloroformisations antérieures, des convulsions avaient cessé complètement, et je rapportai encore au chloroforme l'excellent état du muscle. Seulement cet état favorable qui, auparavant, persistait aussi longtemps que durait le sommeil et qui, toutes les fois, au réveil laissait place à des violentes convulsions, demeura permanent, à notre très grande joie et surprise.

Quand le malade fut bien éveillé, qu'il répondit à chaque question, qu'il eut en un mot recouvré toute sa connaissance, on ne vit pas revenir non plus une seule contracture musculaire. L'avant-bras et les doigts pouvaient être étendus ou fléchis à volonté et sans peine. La peau de la partie dorsale de l'avant-bras qui, une minute avant l'opération, était encore si insensible à tout contact qu'on ne pouvait déterminer de douleur ni en la piquant avec une épingle, ni en la brûlant avec de la cire enflammée, était devenue tellement impressionnable que le malade, les yeux bandés, percevait le moindre contact de la pointe du doigt. C'était la première fois depuis le coup qu'il pouvait mouvoir les doigts à volonté.

J'avais donc ainsi pratiqué une nouvelle opération. Par la mise à nu du plexus brachial et l'élongation des quatre nerfs cervicaux inférieurs, j'avais eu raison de l'anesthésie et des contractures. Notre joie d'avoir découvert un moyen de guérir la paralysie et les contractures s'accrut d'heure en heure, car le fonctionnement des parties malades se fit de mieux en mieux. J'avais conçu la crainte de voir peut-être revenir l'ancien état si la plaie produite par l'opération s'était couverte de granulations et si la cicatrisation avait amené une rétraction des tissus. Beaucoup de mes collègues partageaient cette appréhension avec moi et croyaient que l'issue ne pouvait en être heureuse ; en manipulant plusieurs pseudo-ligaments j'avais supprimé une adhérence anormale résultant du coup de crosse... Je n'ai certes pas remarqué la moindre adhérence pendant l'opération. Je n'ai rencontré ni adhésion solide, ni tumeur noueuse ; je dois au contraire confesser ouvertement que j'ai trouvé tout absolument comme à l'état normal. J'en ai conclu que c'était l'élongation du nerf ou son tiraillement dans le voisinage de la moelle qui avait amené cette brillante guérison, car j'affirme que par mon procédé je n'aurais pu détacher aucune adhérence anormale que j'aurais ignorée.

La crainte de voir reparaître l'état antérieur était vaine. A la suite d'accidents purulents et d'un érysipèle qui retardèrent la guérison de la plaie, le malade fut renvoyé comme guéri, cent deux jours après l'opération.

OBSERVATION XII. — (GARTNER, 1872.)

Mise à nu et élongation du plexus brachial.

Une demoiselle de 38 ans, anémique, était depuis 35 ans para‑
lysée de tout le côté droit du corps. Une fièvre scarlatine violente,
qui lui était survenue à l'âge de 4 ans, s'était compliquée d'une
tumeur de la parotide et d'une attaque d'apoplexie (peut-être mé‑
ningitique). Tous les traitements possibles avaient été employés
pour guérir cette paralysie, et tous étaient restés sans succès. Le
bras droit s'était considérablement amaigri, et la main s'était in‑
curvée en forme de griffe. La sensibilité était partout conservée.
Partout, le plus léger attouchement du doigt était perçu. La pres‑
sion sur la région du plexus brachial était même douloureuse. La
malade se plaignait à ce moment de vives douleurs sur le trajet
des nerfs du bras. Cette femme, très intelligente, qui avait depuis
longtemps appris à écrire de la main gauche, écrivait régulière‑
ment chaque jour. En octobre 1871, sans cause connue, survien‑
nent jours et nuits, dans le bras paralysé, des douleurs insuppor‑
tables, lancinantes, cuisantes, qui enlevaient tout sommeil à la
malade et faisaient un supplice de son existence, à tel point qu'elle
promit de se laisser faire toutes les opérations possibles si l'on
pouvait faire disparaître ses douleurs. G... pratiqua l'opération de
Nussbaum sur le bras droit; il remplaça seulement, pour élonger
le nerf, le doigt par un crochet mousse à artères qu'il glissa sous
les filets nerveux. En mettant à nu le plexus brachial, il trouva
deux filets qu'il pensa être les cutanés externe et interne qui chan‑‑
gèrent de couleur à la section et présentèrent leur ténuité ordi‑
naire. La suite de l'opération fut vraiment brillante. A son réveil,
la malade se plaignit fort des suites de son sommeil, mais les gran‑
des douleurs lancinantes étaient parties comme par un souffle, et
ne revinrent plus.

Malheureusement, le pus qui, au commencement était de bonne
nature, devint bientôt mauvais et délié ; l'appétit se perdit et, au

douzième jour, survint tout à coup une forte hémorrhagie de la veine jugulaire. Ce vaisseau qui, pendant l'opération n'avait pas été lésé, était demeuré libre ; aucune ligature d'artère n'avait été nécessaire. Le sang s'arrêta sous l'influence du tamponnement. Mais, le soir, la malade fut secouée par de violents frissons qui apparurent de nouveau deux jours après ainsi qu'une nouvelle hémorrhagie. Le quinzième jour, en présence du médecin une troisième hémorrhagie se déclara, elle s'accompagna d'un bruit de glouglou produit par une voie d'air dans la veine et la mort survint. En recherchant les causes de cet accident, on trouva sur la jugulaire un trou de la largeur d'une lentille, produit par une ulcération.

Paralysies.

OBSERVATION XIII. — (Blum.)

Paralysie consécutive à une plaie de l'extrémité supérieure de l'avant-bras. — Troubles dans la sphère d'innervation du médian ; élongation des nerfs radial et médian ; rétablissement de la sensibilité.

R.... âgé de 29 ans, cuisinier, fit une chute tandis qu'il tenait un couteau à la main ; il se fit une plaie assez profonde au niveau de la partie supérieure de l'avant-bras droit. Aussitôt après on nota une insensibilité de la moitié externe de la face dorsale de la main, et une gêne assez considérable des mouvements de flexion et d'extension.

Le 17 juillet, le malade quitte l'hôpital, sa plaie étant cicatrisée, mais avec une faiblesse extrême du bras.

Le 7 septembre, ce malade entre à l'Hôtel-Dieu, et voici quel était alors l'état de son membre. Il existe une diminution de la contractilité des muscles innervés par le radial et des muscles fléchisseurs superficiel et profond. Diminution de la puissance contractile des muscles de la paume de la main ; il existe en outre quelques douleurs lancinantes dans l'avant-bras où la sensibilité est d'ailleurs conservée, sauf dans le tiers externe de sa partie inférieure et postérieure. A la face dorsale du pouce, de l'index et de la moitié externe du médius, l'insensibilité est absolue. Dans ces mêmes régions on note la suppression de la sensibilité à la température et à la douleur.

On applique alors des sangsues et ensuite des courants induits qui restent infructueux ; l'anesthésie persiste, l'impotence fonctionnelle augmente.

Le 3 octobre, après avoir endormi le malade avec le chloroforme, on fait une incision de 5 centimètres de longueur au niveau du bord interne du long supinateur ; le nerf radial présente une coloration rosée. Les filets sont chargés sur la sonde et soulevés par un mouvement de va-et-vient dirigé de l'angle supérieur de la plaie à l'angle inférieur et répété une douzaine de fois, sans grande violence. La même opération est pratiquée sur le médian.

Pendant l'opération on n'observa aucune contraction musculaire et l'écoulement sanguin fut insignifiant.

Après l'application d'une attelle plâtrée, on fit un pansement simple. Le soir de l'opération on pouvait déjà constater le retour de la sensibilité dans la sphère du radial.

Le 4 octobre, la sensibilité est complètement revenue dans les doigts paralysés, la flexion du poignet est rétablie en partie et s'opère par les radiaux, ce qui n'existait pas avant l'opération. Les muscles de l'éminence thénar ont repris leur action.

A la fin du mois de novembre, le malade quitte l'hôpital avec un appareil destiné à remplacer l'action des extenseurs.

OBSERVATION XIV. — (THIBIERGE.)

Hémiplégie gauche ; contracture douloureuse. — Elongation du nerf sciatique ; pas d'amélioration.

La nommée B..., Félicie, âgée de 59 ans, entre le 29 juin 1880 dans le service de M. le professeur Ball, à l'hôpital Laënnec.

Cette femme a été prise, le 14 mai 1879, d'une attaque d'apoplexie sans aucun trouble prémonitoire. Elle resta environ deux jours sans connaissance, puis revint à elle ayant une hémiplégie gauche. Vers la fin du troisième mois qui suivit l'attaque d'apoplexie, apparut une contracture des membres paralysés, plus marquée au membre supérieur qu'à l'inférieur. Cinq mois plus tard, ces membres devinrent le siège de douleurs qui ont augmenté progressivement depuis.

Au mois de septembre 1880, les douleurs devinrent plus vives et continuelles, et au mois de décembre de la même année, M. le professeur Ball songea à faire l'élongation du nerf sciatique; mais la malade n'accepta pas l'opération à cette époque.

Au commencement de janvier 1881, nous la trouvons dans l'état suivant. La face est paralysée du côté gauche, les membres de ce côté sont contracturés; le supérieur dans la flexion, l'inférieur dans l'extension. La contracture est exagérée par les tentatives de mouvements communiqués par l'excitation de la peau et par la compression des troncs nerveux. La sensibilité est émoussée; la malade a sous les pieds, quand elle marche, la sensation d'une boule de chair. Quand on veut faire l'exploration de la sensibilité à l'aide de l'esthésiomètre, il faut presser assez fortement avec les pointes de l'instrument pour déterminer la sensation de contact et cette pression forte cause des douleurs assez vives à la malade. L'écartement des branches de l'esthésiomètre est environ deux fois plus grand du côté paralysé que du côté sain. Il y a un retard très marqué des sensations.

La malade se plaint de douleurs très vives et continues dans le pied, elle éprouve une sensation de piqûre et de tiraillement dans les orteils. Il en est de même au niveau du mollet. Dans la cuisse elle éprouve des tiraillements continuels, mais moins aigus; dans la main, elle ressent des douleurs assez semblables à celles du pied et qu'elle compare à l'onglée. Dans le coude et sous l'aisselle, elle a des sensations de tiraillements et à certains moments il lui semble que son épaule se détache. Dans la moitié gauche du thorax, la malade éprouve de vives douleurs. Ces diverses sensations douloureuses sont exagérées par le froid, par les mouvements, par la pression sur les muscles. Il existe sur le trajet du sciatique deux points très nets où la pression du nerf détermine des douleurs ; ce sont les points qui correspondent au tronc du nerf entre le grand trochanter et l'ischion et un autre point situé dans le creux poplité ; la pression sur ces deux points provoque une exacerbation de la douleur dans le membre supérieur, principalement à l'avant-bras. Au membre supérieur on ne retrouve pas de point névralgique nettement marqué. Le réflexe du tendon rotulien est exagéré des deux côtés mais surtout à gauche.

Les douleurs persistant et n'étant calmées par aucun traitement, la malade se décide à se laisser opérer.

Opération. — L'élongation du nerf sciatique est faite le 9 février par M. le docteur Nicaise ; après anesthésie locale au moyen de pulvérisations d'éther, une incision verticale de 7 à 8 centim. de long est faite sur le trajet du nerf au milieu de la hauteur de la cuisse. Le nerf est facilement découvert. Pendant l'isolement du tronc nerveux, la malade s'écrie aussitôt qu'on lui fait mal et se plaint de ressentir des douleurs beaucoup plus vives dans le gros orteil et le long du tibia ; mais la contracture ne se modifie pas, et il n'y a pas de propagation de la douleur dans les parties supérieures. Le nerf étant isolé, il est soulevé au moyen d'un instrument spécial (1), M. Nicaise le fait sortir de sa gaine avec la plus grande facilité, et l'attire au dehors jusqu'à 7 centimètres au-dessus de sa position primitive. Aucun craquement n'est perçu. M. Nicaise jugeant alors l'opération suffisante laisse le nerf revenir à sa place. Pendant l'élongation, la malade n'accuse pas de douleurs vives, et cette manœuvre paraît moins pénible que le simple contact des instruments sur le nerf.

(1) Cet instrument, que M. Nicaise a fait construire par M. Colin spécialement pour les élongations des nerfs, est formé d'une tige à l'extrémité de laquelle est fixée une sorte de gouttière en acier. Cette gouttière est concave dans un sens, convexe dans l'autre, de façon que le nerf soit toujours en contact avec une surface plane et des arêtes vives. Cet instrument remplace avec avantage le doigt de l'opérateur pour exercer une traction sur le nerf.

Le nerf ne présentait rien d'anormal, ni comme volume, ni comme coloration.

Après l'opération, suture des bords de l'incision, excepté en un point, pour le passage d'un drain, puis on applique un pansement de Lister.

Les jours suivants le pourtour de la plaie est le siège d'un érythème très intense dû au contact des solutions phéniquées fortes avec la peau. Les lèvres de la plaie se réunissent par première intention, mais il reste pendant plusieurs semaines un suintement purulent par le trajet du drain. La malade n'a éprouvé à la suite de l'opération aucun soulagement. Le troisième jour il y avait eu une légère diminution des douleurs qui n'a duré qu'une journée. Depuis, les douleurs ont persisté avec la même intensité et les mêmes caractères qu'avant l'opération. L'état de la sensibilité ne s'est pas modifié non plus. La contracture de la jambe, qui était d'abord dans l'extension s'est transformée en contracture dans la demi-flexion et le réflexe du tendon rotulien a un peu diminué.

En somme, aujourd'hui 15 mars, cinq semaines après l'opération la malade n'en a obtenu aucun bénéfice.

OBSERVATION XV. — (Nussbaum, 1876.)

Mise à nu et élongation du sciatique et du nerf crural des deux côtés dans un cas de lésion centrale.

Le patient, âgé de 35 ans, étant tombé de 2 mètres de haut sur un bloc de bois, et ayant été atteint à la région sacrée, est depuis onze ans paralysé de la moitié inférieure du corps. La sensation au toucher a diminué sensiblement. Les mouvements volontaires sont tout à fait impossibles, les sphincters de la vessie et de l'anus sont paralysés. En outre, surviennent dans les membres inférieurs des convulsions cloniques qui, partant du genou s'étendent jusqu'à la poitrine, s'accompagnant de vives douleurs qui torturent le malade. La partie supérieure du corps est absolument saine. Cet état fâcheux dura onze ans malgré tous les remèdes qui furent tentés; les muscles du bassin et de la cuisse s'étaient atrophiés.

On entreprit l'opération le 8 janvier 1876.

N...fit, avec la méthode antiseptique et le spray, une incision à la peau au-dessous de l'articulation coxo-fémorale droite, comme pour faire la ligature de l'artère fémorale sous le ligament de Poupart. Il souleva le paquet vasculo-nerveux sur une sonde cannelée, isola le nerf crural de l'artère et de la veine, passa sous le nerf l'index recourbé en forme de crochet, et tira sur lui énergiquement à tel point qu'il dérangea toute la jambe. Le nerf étant pincé entre le pouce et l'index, il l'élongea de la périphérie vers le centre et enfin du centre vers la périphérie de façon à le tirer autant que possible au dehors de la colonne vertébrale. Il paraissait s'être accru en longueur. Après avoir posé un drain, on appliqua un pansement antiseptique.

Ensuite le malade fut couché sur le ventre, et le sciatique mis à nu par une incision de 7 centimètres de long entre le grand trochanter et la tubérosité de l'ischion. Puis, ayant glissé l'index droit sous le nerf, l'opérateur tira sur lui, l'élevant doucement, mais fortement puisque toute la cuisse fut déplacée. Enfin le nerf, pincé entre le pouce et l'index, fut tiré dans le sens centripète et dans le sens centrifuge, et un pansement antiseptique appliqué. Dès que le malade, porté sur son lit, s'éveilla, il s'écria avec une grande joie. « Les spasmes sont passés tout à fait dans cette jambe ».

Au bout de quatorze jours, la plaie fut absolument guérie, et le 22 janvier, on fit l'élongation du nerf crural et du nerf sciatique gauches; tout se passa comme dans le côté droit quatorze jours auparavant.

La cicatrice inférieure qui, à cause du décubitus était durement pressée par le trochanter, s'étendit et s'étoila; l'opération sur le sciatique gauche avait été plus pénible parce que les tissus coupés étaient plus fermes; aussi dut-on lier les vaisseaux qui donnaient du sang, ce qui n'avait pas eu lieu pour le côté droit. Quant au reste, tout se passa comme auparavant. L'opération terminée, on appliqua le même pansement qu'au côté droit, et le malade, à son réveil, constata la même issue heureuse.

Les membres inférieurs paralysés, délivrés de leur torture continuelle, pouvaient être mus mécaniquement, à tel point que le malade qui avait été enchaîné dans son lit pendant un an put circuler avec des béquilles à l'aide de la partie supérieure et saine de son corps.

Névrites.

OBSERVATION XVI. — (Petersen, 1876.)

Elongation du nerf tibial.

Un serrurier âgé de 31 ans, étant tombé sur une enclume, un morceau d'acier pénétra dans la partie inférieure de sa cuisse droite. Le premier examen des lèvres et de l'intérieur de la plaie ne fit pas découvrir de corps étranger et la plaie guérit. En septembre, l'examen montra que le patient avait de la raideur dans les articulations du genou et du pied, la jambe étant portée dans une forte rotation en dehors et dans l'abduction. Le fonctionnement seul déterminait de vives douleurs rayonnantes qui disparaissaient pendant le repos. La douleur siégeait à peu près à l'intérieur de la moitié inférieure de la cuisse ainsi que derrière le tibia.

Cet endroit était sensible à la pression et peu résistant ainsi que les parties environnantes. Le patient désirait une opération dans le but d'extraire un corps étranger supposé. P..., le 5 septembre, sans endormir le malade, eut l'adresse de ne pas répandre de sang en faisant une longue incision sur la partie sensible et pénétra, malgré la douleur du malade, dans la profondeur, jusqu'au nerf tibial et ses vaisseaux ; il ne découvrit pas de corps étranger. On n'en rencontra point davantage dans d'autres recherches. Le nerf fut mis à nu dans la région sensible ; on trouva sur sa gaine une petite extravasation sanguine et de la rougeur dans les parties voisines. Le nerf fut isolé, saisi avec un crochet mousse, tiré comme un fil et élongé dans la direction du centre, puis de la périphérie ; le nerf étant ainsi allongé fut remis en place et la plaie, après l'application d'un drainage, pansée par la méthode antiseptique. Les premiers jours, le patient éprouvait encore des douleurs, mais moins qu'auparavant. Au bout de huit jours, il se leva et marcha sans que les douleurs y missent empêchement. Le patient très content des suites de l'opération retourna à son travail.

P... croit que le corps étranger qui avait pénétré dans la partie inférieure de la cuisse s'était enkysté. Il est possible que le morceau d'acier ait cheminé jusqu'au nerf, qu'il l'ait peut-être contusionné et qu'il aït dans la suite occasionné une adhérence énorme entre le nerf et les muscles. Cette adhérence aurait été rompue par l'élongation.

Tic convulsif de la face.

Sous ce titre : De la pathologie (1) et du traitement du tic convulsif de la face, le Dr Bernhardt de Berlin communique sept observations de cette affection qui dans trois cas a été traitée par l'élongation.

OBSERVATION XVII.

M. K..., âgé de 36 ans, contracte pendant la campagne de 1870-71 des douleurs violentes siégeant dans la moitié droite de la face. Pendant l'été de 1873, ses paupières furent prises à droite de

(1) Zeitschrift für Klinische Medicin. Bernhardt, Berlin, 1881. Drit ter Band. Erstes Heft.

mouvements convulsifs très espacés; ces convulsions au mois de février 1874 persistèrent pendant une semaine dans le courant d'un traitement que le malade faisait subir à ses yeux (affusion d'eau blanche tiède.)

On retrouve en 1874 ces mouvements convulsifs qui ont gagné du terrain et qui s'étendent à toute la moitié droite de la face. En octobre 1876(commencement du traitement), je fis un examen, souvent renouvelé dans la suite, qui me fit constater qu'il n'existait aucune différence de sensibilité à l'électricité entre les muscles des deux côtés de la face. K... pouvait parfaitement mouvoir d'une façon active les muscles de la face du côté droit, mais le soir il éprouvait des accès quand il essayait d'écrire à la lumière du gaz. Toute la moitié droite de la tête lui semblait lourde ; par moments, en même temps qu'il éprouvait ces mouvements convulsifs, il entendait des craquements dans l'oreille droite dont l'ouïe était d'ailleurs restée intacte. On ne peut trouver de point capable, à la pression, de faire cesser ces mouvements convulsifs. Les traitements électriques de même que l'administration d'iodure et de bromure de potassium restèrent sans résultat.

Au milieu de novembre 1878, M. E. Hahn, mon collègue, fit, d'après mon indication, l'élongation du nerf. Pendant la chloroformisation, les mouvements convulsifs avaient disparu ; après l'opération qui, d'ailleurs, ne fut pas suivie de paralysie, les convulsions firent défaut pendant un jour, mais le lendemain matin elles apparurent de nouveau ; elles avaient manifestement perdu de leur intensité. La plaie guérit rapidement. Pendant l'hiver 1878-79, l'état du malade parut s'être amélioré. En mai 1879, un nouvel examen fait à l'aide des courants induits et des courants constants ne me fit constater aucune différence de la sensibilité entre les côtés droit et gauche ; en général l'état est meilleur, le malade reste absolument tranquille pendant une heure, mais, après ce délai, des convulsions viennent de nouveau s'emparer des muscles du côté droit de la face. La pression sur le bord supérieur et antérieur du conduit auditif externe droit fait éprouver du soulagement au malade et cesser les mouvements convulsifs. Depuis l'opération, la pression exer-

cée en arrière et au-dessus du point d'émergence du nerf trijumeau droit détermine de la douleur sans que les mouvements convulsifs en soient quelque peu influencés.

Un nouvel examen de ce malade me donna les résultats suivants:
Les convulsions existent en novembre 1880, c'est-à-dire deux ans
après l'opération comme auparavant; cependant on constate une
légère différence, une marche sensible vers l'amélioration; le malade est quelquefois absolument indemne pendant une heure.

Au bout de ce temps, le tic convulsif revient avec une grande
intensité surtout quand le malade écrit le soir, souvent aussi quand
il s'y attend le moins (pendant une conversation); les douleurs
sourdes de la région droite de la tête sont moins pénibles qu'autrefois. « Je peux certainement dire que tout ce qui a été entrepris a
eu un résultat (ce sont ces propres paroles), mais il n'est pas absolument suffisant pour que je puisse me décider à réclamer une nouvelle opération semblable ».

En un mot la face est un peu déjetée à gauche; le patient entend
bien avec l'oreille droite dans laquelle il perçoit encore des craquements accompagnant les mouvements des muscles du côté droit
de la face.

OBSERVATION XVIII.

K... (Fr.), ouvrier, âgé de 21 ans, jusque-là bien portant, n'ayant
pas de prédisposition héréditaire, fut pris soudainement, sans
cause connue (peut-être après un refroidissement), le jour de Pâ-
ques 1876, de mouvements convulsifs, persistant encore aujour-
d'hui avec toute leur intensité, à la moitié gauche de la face.

Je me contenterai d'esquisser à grands traits le tableau de la
maladie. La moitié gauche du voile du palais est intacte, ainsi que
l'oreille du même côté; mais tout à coup surviennent des convulsions très violentes qui durent de quelques secondes à une demi-
minute; elles ont même été observées pendant le sommeil du malade.

Toute la face est un peu déjetée à gauche (côté malade). La motilité volontaire est conservée, mais à l'examen on remarque que pour mouvoir les muscles du côté gauche de la face, le malade exécute des mouvements involontaires des deux côtés. On ne trouve pas de point dont la pression ait une influence ; la sensibilité à l'électricité paraît plus grande du côté malade qu'à l'état normal; l'examen a été fait avec les deux ordres de courants. Ni l'intervention d'un courant constant convenablement dirigé (les rhéostats ont été placés de façon à fermer le courant), ni l'application de l'anode sur le trou stylo-mastoïdien gauche, selon la méthode de Berger (1) (anode sur l'os pariétal du côté opposé au siège des convulsions), ne produisirent un résultat quelconque.

M. G.-Rath de Langenbeck a eu la bonté de prendre, sur ma demande, ce malade dans sa clinique.

Le 8 juin 1880, il pratiqua l'élongation du nerf facial gauche de la façon suivante : en avant de l'oreille gauche, au-dessous de l'arcade zygomatique, il fit une incision jusqu'à l'angle de la mâchoire inférieure et mit la carotide à découvert. Il rencontra dans la profondeur le filet temporo-auriculaire et le rameau qui sort du muscle zygomatique, qu'il élongea. Pendant le sommeil, les mouvements avaient cessé : au réveil apparurent de faibles mouvements qui portèrent en bas la commissure gauche des lèvres, les contractions des muscles qui s'insèrent autour de l'œil ne pouvaient plus s'effectuer à gauche, ces muscles étant paralysés de ce côté. Cet état persista jusqu'au 21 juin, trois jours après l'opération. La plaie linéaire guérit vite. K... pouvait déjà, le 30 juin, quitter la clinique; voici ce que je découvris à l'examen que je fis ce jour : l'œil gauche se tient largement ouvert; il ne peut se fermer activement, ni seul, ni avec l'œil droit. L'angle gauche de la bouche est plus enfoncé que l'angle droit ; pendant le rire, la bouche se porte à droite et en haut. Les mouvements involontaires des yeux ont complètement

(1) Berger, Centralblat. f. Nervenheilkunde, 1879. S. 220, V. gl. ubrigens. S. 102.

disparu : les lèvres aussi sont normales à gauche ; mais, de temps en temps, elles éprouvent, avec la moitié gauche du menton, un léger tremblement et une petite déviation à gauche. K... cherche à fermer l'œil gauche ; il ne peut le faire sans exécuter en même temps des mouvements de l'angle gauche de la bouche qui se trouve alors fortement tirée à gauche.

L'opération qui avait mis fin aux couvulsions, avait déterminé une paralysie notable des branches frontale, oculaire et nasale du nerf facial ; une parésie des rameaux labiaux et mentonniers et la suppression imparfaite des mouvements involontaires.

L'examen de la sensibilité à l'électricité, quatorze jours environ après l'opération, donne le résultat suivant :

Courant faradique à la sortie du tronc nerveux (trou stylo-mastoïdien). Du côté opéré, les mouvements des muscles des lèvres et du menton se comportent comme à droite avec un courant presque aussi intense. On observe la même chose à l'excitation des rameaux labiaux et mentonniers, en avant de la cicatrice. Les muscles des yeux et du front, à l'excitation du tronc nerveux gauche (en arrière de la cicatrice), ne sont pas excités par un courant très intense. En avant de la cicatrice (sur l'arc zygomatique), ce n'est qu'avec un courant d'une intensité considérable qu'on peut provoquer de faibles mouvements fibrillaires. On observe la même chose à l'excitation indirecte par un courant constant. Par l'excitation galvanique directe du muscle frontal, on provoque des déviations à droite et à gauche, avec cette différence que les contractions à gauche (c'est-à-dire du côté malade) sont plus paresseuses et (c'est généralement lorsqu'on applique l'électrode au bas du front) la réaction se fait à gauche et fait défaut à droite avec des courants de même intensité.

Les muscles des lèvres et du menton du côté gauche ne dénotent à l'excitation galvanique (directe ou indirecte) aucune différence avec la partie droite correspondante.

Cependant, sur le trajet de la cicatrice linéaire, on observe une insensibilité tactile légère, subjective ; si l'on presse directement les muscles de la moitié gauche de la face, le malade éprouve un violente douleur; la sensibilité gustative de la moitié antérieure gauche de la langue n'a pas été troublée.

Deux mois plus tard environ, le 26 septembre 1880, j'ai pu constater l'état suivant :

On observe encore des signes de parésie à la moitié gauche de la face. Quand le malade reste immobile, on remarque, à la moitié gauche de la face, de temps en temps des contractions qui ne surviennent pas seulement, comme auparavant, à l'angle gauche de la bouche, mais aussi dans les muscles des yeux et du front.

Ces secousses, relativement faibles et involontaires, sont plus énergiques ou *certainement aussi énergiques qu'avant l'élongation*. Quand le patient accomplit des mouvements actifs ou quand, pour chercher à établir le degré de sensibilité à l'électricité, on dirige les courants induits les plus faibles sur les muscles du côté gauche de la face, on constate que cette irritation si légère détermine des déviations exagérées et involontaires. En ce moment, les mouvements actifs précédemment abolis dans les muscles du front, de l'œil et du nez sont en partis revenus. On remarque encore, à l'exploration électrique, que les muscles en question indirectement excités par les deux ordres de courants réagissent à gauche comme à droite; cependant, du côté malade, un courant énergique ne détermine que des secousses légères et interrompues, tandis qu'à droite, par une excitation d'une intensité égale, on provoque des secousses violentes et persistantes. L'excitation directe avec un courant galvanique nous montre qu'il n'existe à gauche ni augmentation de la sensibilité, ni ralentissement anormal des secousses, ni action plus marquée du côté de l'anode. L'opération a donc déterminé une diminution évidente de la paralysie; on constate aussi les mouvements involontaires d'autrefois qui, maintenant, siègent aux yeux quand le malade ouvre la bouche comme pour fumer la pipe.

Le 28 novembre 1881 (environ quatre mois après l'opération), je constate l'état suivant :

Le tic de la face a repris presque toute son intensité primitive. Le malade peut à présent fermer l'œil gauche : ce mouvement se fait visiblement avec plus d'énergie qu'auparavant ; quand le malade veut rider le front, le côté gauche reste encore presque lisse ; l'aile du nez se contracte aussi moins amplement et d'une façon plus imparfaite à gauche qu'à droite. On constate d'une façon très nette, à l'aide des deux ordres de courants, qu'il y a encore aujourd'hui un abaissement de la sensibilité à l'électricité du tronc du facial et des muscles paralysés ; les muscles des lèvres et du menton réagissent à gauche aussi bien et aussi rapidement qu'à droite. Le malade, d'après son dire, éprouve une amélioration : les crampes disparaissent souvent pendant une minute, quelquefois même pendant un quart d'heure, tandis qu'auparavant sa figure était continuellement contractée. Le malade se laissera opérer volontiers une seconde fois. Il considère la paralysie comme un léger accident.

OBSERVATION XIX.

J'ajoute brièvement l'observation d'une femme qui tomba malade au commencement de sa trentième année (elle avait toujours joui d'une bonne santé), et que j'ai soignée dans les mois d'octobre et de novembre 1879 pour un tic convulsif dont l'origine siégeait sur le trajet de l'accessoire du côté gauche. La femme B... souffre déjà depuis six ans, les traitements interne et externe ont été employés sans succès ; un médecin distingué essaya pendant un mois un traitement électro-thérapique qui n'eut pas de résultat favorable ; on parvint à faire disparaître pendant un quart d'heure seulement l'état de contracture persistante du trapèze et du sterno-cléido-mastoïdien gauches.

Le 5 janvier. Le professeur Kuster découvrit (avec la méthode antiseptique) et élongea vigoureusement le nerf accessoire (branche externe).

Il me fut accordé de revoir la malade au mois de novembre 1880.

Mon examen objectif ainsi que les observations subjectives de la malade me démontrèrent que *l'état primitif était revenu de nouveau sans aucune modification* (malheureusement il me manque des détails précis sur ce qui s'est passé dans l'intervalle.)

Nous voyons que dans ces cas l'élongation a été suivie d'insuccès, il y a bien eu dans l'avant-dernière observation une légère amélioration, mais si faible, que le malade désirait une paralysie complète qu'il regardait comme un soulagement. Dans toutes ces affections, c'est donc à la névrotomie qu'il faut recourir, car l'élongation est une opération aussi pénible que la névrotomie dont elle n'a pas les effets durables.

Baum ayant traité un tic convulsif par l'élongation, écrit deux ans après l'opération :« La femme après huit ou neuf mois a éprouvé une récidive légère qui disparut au bout de quelque temps, grâce à un traitement ferrugineux; plus tard une deuxième récidive est de nouveau survenue, si violente et si pénible, bien que ce fût pour la deuxième fois, que je ne voulus pas de nouveau recourir à une deuxième opération. Baum ajoute incidemment une élongation du sus-orbitaire et du sous-orbitaire qu'il a pratiquée, il y a plus de deux ans dans une leçon, sur un individu atteint de tic douloureux et qui a pleinement réussi; mais il insiste sur les mauvais résultats de cette opération dans le tétanos. Le même auteur affirme que la paralysie qui peut survenir après l'élongation disparaît dans un court espace de temps ; mais le cas de Schlüssler fait voir qu'après l'élongation la paralysie peut durer longtemps. En effet celle qu'il a déterminée le 22 janvier par l'étirement du nerf pouvait encore être facilement constatée le 4 mai.

Voici d'après Schlüssler quel fut le résultat de son opération :

. La patiente fut complêtement délivrée de son tic pendant quatre mois; cependant apparaissent de temps en temps quelques légères secousses qui peuvent être vaincues par la volonté. Les secousses, à présent, ont pu augmenter, mais elles se laissent réprimer par la volonté ou l'application de la main; comme durée et comme étendue elles ont le caractère le plus violent, mais elles n'ont pas encore atteint approximativement le degré primitif qu'elles avaient avant l'opération. La sensibilité aux courants constants est accrue, elle est diminuée aux courants induits.

Cette dernière remarque nous fait comprendre qu'avec la paralysie et son cortège, des troubles sont survenus dans la zone du facial élongé, et en novembre 1880 ils n'ont pas encore tout a fait disparu.

Eulenburg (1) dans un cas de tic convulsif du côté gauche, du plus haut intérêt, rapporte un insuccès de même nature. Il s'agit d'une dame de 27 ans chez qui la névrotomie du nerf sus-orbitaire gauche avait été pratiquée sans résultat par le professeur Schermer. Eulenburg fit élonger le facial gauche par le professeur Hutter; il en résulta une paralysie pénible qui dura de longues semaines : on voit donc quels sont les dangers de l'élongation du facial.

Dans l'un des cas de Bernhardt, il survint pendant une

____

(1) A. Eulenburg. Ein Schwerer Fall von Prosopospasmus mit ungewöhnlichen Verlauf. Centralblat. f. Nerwenhulk, 1880. April, n° 7.

semaine une paralysie semblablement pénible; mais Bernhardt fait remarquer que Baum a provoqué à dessein ces paralysies considérées par les malades comme un avantage ou comme un mal équivalent au leur. Il est clair, dit-il, que si l'on voit comme dans le cas de Schlüssler, dans celui d'Eulenburg et dans ma propre observation après une paralysie qui a persisté des semaines et des mois, les mouvements involontaires revenir, il faut admettre que la plus forte élongation, même avec contusion du nerf n'amène sûrement qu'une guérison temporaire mais jamais durable.

Jusqu'ici, dans tous les cas de tic convulsif (opérés par l'élongation, il est toujours survenu une récidive après un temps plus ou moins long, non seulement dans les cas où l'élongation n'avait amené aucune parésie, mais même dans ceux où elle a été suivie d'une forte paralysie.

OBSERVATION XX. — (James PUTNAM, de Boston.)

Observation de spasmes cloniques du facial traités avec succès par l'élongation de la septième paire.

Un jeune homme, d'environ 25 ans, jouissant d'une excellente santé, présentait les symptômes habituels de l'affection. Sa maladie durait depuis trois ans, avec une seule rémission de trois mois. Les causes de cette affection sont restées inconnues.

L'opération est faite le 24 avril avec le manuel opératoire indiqué par Baum. Après quelques instants de recherches, le nerf fut découvert, chargé sur un crochet mousse et attiré jusqu'à la surface de la plaie. Au sujet de la force à déployer dans l'élongation, les opérateurs prirent pour guides les cas d'Eulenburg (Avril 1880).

Dans le premier cas, il y eut une véritable désorganisation du nerf; dans le second où l'on fit trois ou quatre tractions sur l'anse nerveuse, il survint une paralysie qui persista toute la vie du malade. On n'employa dans le cas actuel qu'une force modérée et l'on fit deux ou trois tractions. Suivant le conseil de Baum, on examina le nerf à la suite, et on ne constata aucune trace de lésion. Réunion par première intention. Pendant quelques jours, tuméfaction à l'angle de la mâchoire au point de gêner la mastication.

Lorsque le malade fut sorti de l'éthérisation, on constata une paralysie faciale complète. Première exploration électrique le quatrième jour après l'élongation; à ce moment, la réaction au courant faradique est moins marquée; elle disparaît en peu de jours et peu à peu. En même temps, la réaction de dégénérescence des muscles se développe rapidement. A part un léger mouvement de la paupière dans les efforts de clignement, l'état reste le même pendant deux mois. Pas de troubles du côté du goût ou de l'ouïe.

Le retour du mouvement se fit dans l'espace d'un mois; toute paralysie avait disparu. Seule la sensibilité manquait encore.

Le 8 janvier 1880. Neuf mois après l'opération, la sensibilité n'a pas reparu; la motilité est normale; toutefois, le sillon naso-labial est plus saillant qu'à l'état normal. Le nerf a perdu en grande partie son excitabilité, bien que toute trace de réaction de dégénérescence ait disparu.

M. J. Putnam insiste, après Eulenburg, sur le peu d'inconvénients que présente l'élongation alors qu'il s'agit de nerfs aussi délicats que le facial, et présente sous forme de quatre propositions l'action de l'élongation :

1° Influence d'arrêt (inhibitoire) sur le système nerveux central bien manifeste dans les cas d'élongation suivis de succès dans l'ataxie locomotrice, cas rapportés par Langenbuch, Debove, etc. — 2° Diminution de la conductibilité du nerf due à l'action directe de l'élongation avec une période de repos relatif dans leurs fonctions, du nerf et des centres nerveux y attenant. — 3° Désorganisation à un degré variable du tronc nerveux. — 4° Altération nutritive du nerf, par suite de la rupture de ses lymphatiques, de ses vaisseaux nourriciers, ou par modification des troncs vasculaires voisins.

L'auteur ne se prononce pas au sujet de la prépondérance à attribuer à l'une de ces différentes propositions. Pour ce qui est de la force à déployer dans l'élongation, il a fait l'expérience suivante : Il endort avec l'éther un chien de forte taille, découvre le facial au niveau de sa bifurcation en branches auriculaire et faciale, chacune d'elles étant du volume du même tronc nerveux chez l'homme. La branche auriculaire est chargée sur un crochet mousse relié à une balance. Il faut un poids de 40 livres dans le plateau de celle-ci pour rompre le nerf. Le tronc s'étire alors hors de la glande, en se dégageant de sa gangue conjonctive, comme un morceau d'étoupe.

Quant à la branche faciale, on attendit la disparition de l'anesthésie pour constater l'état des réflexes sur la cornée, et on fit une seule traction. Avec un poids de 7 livres, les mouvements de la paupière diminuèrent, pour cesser à 8 livres, et reparaître en même temps que cessa la traction.

Une deuxième élongation faite avec le même poids (8 livres) parut entraîner la perte complète, ou du moins une très forte diminution de la motilité volontaire et réflexe des paupières. L'anesthésie disparue, on se trouva en présence d'une paralysie faciale totale. Deux jours après, la paralysie s'amendait à la face, sauf au niveau des muscles de l'oreille dont les nerfs étaient rompus.

Il résulte de cette expérience que : 1° Il est utile de connaître la force à appliquer dans l'élongation, et préférable d'user d'un instrument de mensuration, plutôt que de pincer et de tirailler le nerf, suivant le conseil de Baum. — 2° Il faudrait soustraire en partie le malade à l'action de l'éther, pour se rendre compte des effets immédiats de l'élongation. — 3° Alors si c'est impossible, il ne faut pas dépasser une traction de 7 livres dans l'élongation du premier nerf et de 6 livres dans celle du deuxième, à moins que les symptômes pour lesquels le malade demande du soulagement soient tellement graves qu'on n'ait pas à reculer devant les risques d'une paralysie de plusieurs mois, dans l'espoir de l'en débarrasser.

Ces chiffres n'ont rien de précis dans leur signification. La proportion de tissu conjonctif dans le nerf peut différer chez l'homme et chez le chien. Ces points, ainsi que bien d'autres, demandent encore des expériences ultérieures (*Archives òf Medecine* de New-York, février 1881).

Névralgie.

OBSERVATION XXI. — (Nussbaum, 1875.)

Mise à nu, élongation du nerf tibial et du nerf péronier dans un cas d'épilepsie réflexe.

Le patient, âgé de 21 ans, affligé d'un pied varus équin, souffrait depuis neuf ans d'attaques d'épilepsie qui dans les derniers temps se répétaient jusqu'à cinq et six fois par jour sans que l'on pût y remédier. Avant chaque attaque il éprouvait des douleurs dans le pied bot sur le trajet du sciatique. Le point le plus douloureux se trouvait dans le creux poplité, sur le nerf tibial. Bientôt après l'apparition de la douleur survenait une attaque. On coucha le malade sur le côté droit puis, à l'aide d'une grande incision de 7 cent. faite sous une pulvérisation antiseptique, le nerf tibial et le péronier furent découverts dans le creux poplité, puis soulevés sur le doigt indicateur glissé au-dessous, et élongés énergiquement dans le sens centripète et le sens centrifuge. Cette manœuvre provoqua de violentes secousses musculaires. Finalement, les nerfs dont la longueur avait été accrue furent remis en place, puis après un drainage, on appliqua le pansement de Lister. Depuis le moment de l'opération jusque plus d'un an après, le malade n'éprouva pas la moindre attaque d'épilepsie ; la plaie guérit sans accident.

OBSERVATION XXII. — (Patruban, 1872.)

Mise à nu et élongation du sciatique;

Il s'agit d'une sciatique du côté gauche dont souffrait depuis trois ans un commerçant qui, après avoir épuisé tous les autres moyens se décida à subir l'opération. Le nerf fut découvert à sa sortie de la grande échancrure sciatique sous le bord du muscle pyramidal, mis à nu et élongé énergiquement de façon que les racines nerveuses fussent impressionnées jusque dans le bassin. L'issue fut absolument heureuse; il n'y eut plus, après la guérison de la plaie, que des douleurs faibles et de courte durée qui survinrent de temps en temps le long du mollet et à l'intérieur des os.

OBSERVATION XXIII. — (Vogt, 1874.)

Elongation du nerf cubital.

La patiente, en 1872, étant tombée sur un tesson, s'était fait une blessure au tiers inférieur de l'avant-bras droit. Le pus, sur son trajet, avait déterminé du gonflement des lèvres de la plaie et les mouvements des quatre ou cinq derniers doigts étaient en partie abolis à cause des adhérences établies entre les tendons des fléchisseurs. La rétraction amenée par la cicatrisation de la plaie devenant de plus en plus forte, l'étendue des mouvements diminuait d'autant et, quand la malade essayait de les exécuter, elle ressentait une vive douleur. Sur la cicatrice était resté un point sensible au plus léger contact et, à chaque choc de la partie malade, la patiente éprouvait une douleur rayonnant jusqu'aux quatre et cinq derniers doigts. Cette douleur, dans le courant du mois, survenait dans les mouvements habituels de la main, sans excitation directe de la cicatrice. Le médecin fit, sans résultat, une incision dans cette région pour en extraire un corps étranger éventuel. Après la guérison de la plaie produite par l'opérateur, l'état du fonctionnement du membre et la vivacité des douleurs n'étaient pas changés. Cet état pénible dura longtemps. En 1873, il s'était aggravé de la façon suivante. Un point extrêmement douloureux siégeait à l'endroit de la cicatrice qui était gonflée, et la douleur, s'irradiant sur le trajet du nerf cubital, concordait avec des douleurs exactement semblables dans la périphérie du nerf. Je diagnostiquai une compression, dans cette région, du nerf cubital enflammé par la présence d'un corps étranger ou le développement d'un névrome en cet endroit sous la cicatrice.

Me basant sur ces indications, je fis sur le trajet de l'artère cubitale une incision de 3 centim. de long, en travers de la cicatrice dont les lèvres furent tenues soulevées au dehors et, à l'aide d'une sonde, j'explorai les parties molles, les bords de la plaie jusque sous le tendon même du fléchisseur cubital du carpe, sans que mes perquisitions les plus éloignées me fissent découvrir un corps étranger dans la profondeur, ou des traces de névrome sur le cubital que j'examinai également; mais je remarquai que le névrilème était relativement fort injecté, directement au-dessous des tissus gonflés de la cicatrice. C'est avec peine qu'à l'aide d'une sonde je pus l'en faire sortir et, l'ayant soulevé sur l'instrument comme une artère dont on veut faire la ligature, je pus élonger le nerf dans le sens centripète et dans le sens centrifuge.

L'issue fut favorable, car, à partir de ce moment, les douleur névralgiques ne reparurent plus.

Au bout de quatre semaines, les mouvements de la main et des doigts avaient repris leur intégrité.

Une observation faite un an plus tard montra que la guérison fut durable.

OBSERVATION XXIV. — (CALLENDER, 1875.)

Mise à nu et élongation du nerf médian dans un cas d'amputation de moignon de l'avant-bras.

En Amérique, un charpentier âgé de 20 ans ayant été blessé à la main droite par une scie circulaire, subit d'abord l'amputation dupoignet. La plaie ne guérit pas.

L'avant-bras resta douloureux, il survint peut-être aussi de la nécrose de l'os et, un an après, une deuxième amputation fut

Wiet.   7 jugée nécessaire. Cette fois la plaie guérit, mais les douleurs subsistèrent et, comme à la suite d'un choc sur le moignon elles étaient devenues beaucoup plus violentes, le malade alla chercher du secours en Angleterre.

Callender trouva le bras et l'avant-bras froids, la peau brunie, sans élasticité et assez adhérente aux couches sous-jacentes. Le malade se plaignait de crampes dans les muscles du moignon et dans ceux du bras. Enfin, il était torturé par les douleurs qui étaient devenues persistantes, plus violentes, même insupportables, tantôt lancinantes, tantôt fulgurantes, s'irradiant du moignon jusqu'au coude et au bras. La douleur siégeait sur le trajet du médian lorsque l'on pressait cette région. La pression dans une étendue restreinte, sur le trajet du cubital et du cutané externe, était sensible au malade. Ni la réfrigération du bras par des ablutions d'eau froide, ni les injections de morphine, ni l'administration de la quinine et de la morphine n'amenèrent la moindre amélioration. Le malade ne dormait pas; il était mal à l'aise et brisé de fatigue. La belladone apportait seule un soulagement passager. Callender mit le médian à nu. Ce nerf paraissait très grossi dans sa gaine. Il le tira dans une étendue d'un pouce et demi en dehors de la plaie et l'élongea de 3/4 de pouce à l'aide d'une traction énergique, ensuite il lava la plaie avec une solution d'acide salicylique, appliqua des drains et fit un pansement antiseptique.

Le soir et le jour suivants, le patient ressentit des douleurs sur le trajet du nerf jusqu'au sommet du creux de l'aisselle. A partir de la deuxième nuit, les douleurs disparurent définitivement.

Le bras reprit complètement son aspect normal.

OBSERVATION XXV. — (Vogt, 1876.)

Mise à nu et élongation du nerf alvéolaire inférieur.

Le 9 novembre 1876, la femme H... se plaignait d'une violente névralgie de la racine masticatrice du nerf trijumeau gauche. On

employa sans résultat toutes les médications (injections de morphine, administration de quinine avec morphine). On fit même en
vain l'extraction de la deuxième molaire inférieure: c'est alors que
je mis à nu le nerf à son émergence du trou mentonnier, au-dessous de la deuxième molaire. La patiente éprouvant toujours la
même sensation douloureuse le long du trajet du canal alvéolaire,
depuis le trou mentonnier jusqu'à 1 cent. de l'angle de la mâchoire, je me crus donc autorisé à chercher la cause du mal à la
périphérie, dans cette partie même du canal osseux ou à son ouverture. Je fis en travers, sur la gencive et le périoste, jusqu'à l'os,
une incision de 2 cent. 1\2 au milieu de l'espace qui sépare le bord
alvéolaire du bord inférieur de la mâchoire. Ayant de cette façon
découvert le trou mentonnier, je fis à l'aide de l'index placé sur le
bord, me servant aussi à comprimer l'artère alvéolaire, l'extension
du nerf en tirant fortement sur le bout inférieur. Les parties voisines furent maintenues à l'aide d'un écarteur et le nerf, pris dans
une ligature, fut attiré en dehors du trou mentonnier à l'aide de
cette ligature, d'un petit couteau et de pinces dont les pointes des
branches avaient été recouvertes d'un enduit gommeux; le nerf
fut ainsi très facilement étiré hors du canal. Sur la portion découverte du nerf, ainsi que sur celle qui avait été étirée, se dessinait
une rougeur intense du névrilème. Malgré un nettoiement scru-
puleux et un lavage à l'eau froide, on ne put voir distinctement à
cause d'une hémorrhagie les portions plus éloignées.

La patiente ressentait encore une douleur sourde dans un côté
du menton; elle éprouvait aussi une sensation de tiraillement et
des douleurs intermittentes dans la partie inférieure de la mâchoire; cependant elle était débarrassée de ses douleurs intolé-
rables. Au bout de trois jours apparut encore une fois une douleur intense dans la dernière molaire, mais elle disparut.

La névralgie avait cessé. La plaie guérit en huit jours sans
incident.

OBSERVATION XXVI. — (QUINQUAUD.)

*Névralgie du nerf sus-orbitaire gauche, traitée pendant deux mois et
demi par le sulfate de cuivre ammoniacal, les injections de morphine,
le bromure et l'iodure de potassium, le sulfate de quinine, le salicy ·
late de soude et l'opium sans aucun résultat. — Elongation du nerf.
Guérison qui persiste deux mois après l'opération.*

Femme Bailly, Louise, âgée de 78 ans.

En 1855, cette femme a eu un érysipèle de la face, la convalescence a été très longue ; ses cheveux tombaient et elle a été obligée de se faire raser, ses sourcils ne sont pas tombés.

Quelques mois avant son érysipèle, elle avait ressenti dans son
bras droit et dans la région dorsale du même côté des douleurs
semblant de nature rhumatismale ; ces douleurs n'ont plus reparu.

Vers 1840, elle a eu pendant une dizaine d'années une otorrhée
abondante avec douleurs dans les oreilles. L'écoulement a cessé,
mais il est resté un certain degré de surdité à gauche.

Cataracte double ; complète à gauche.

Cette femme éprouve des sensations de froid dans tout le côté
gauche. Le membre supérieur gauche est beaucoup plus faible que
celui de droite depuis 1830, sans que le membre inférieur gauche
le soit.

Elle raconte qu'elle a eu souvent des attaques de nerfs à la suite
d'émotions violentes.

Au mois de juillet 1880, sans cause appréciable, elle ressentit tout
à coup dans le côté gauche de la tête des douleurs névralgiques intenses siégeant vers le département innervé par le nerf sus-orbitaire.

Ces douleurs ont été continuelles, même la nuit, pendant deux
mois et demi. La malade ne pouvait se procurer du sommeil qu'à
l'aide d'injections de morphine.

Au bout de deux mois et demi il y a eu une atténuation des douleurs pendant une huitaine de jours ; mais au bout de ce temps les douleurs sont revenues aussi violentes et elles n'ont cessé de tourmenter la malade le jour et la nuit. La pression exercée sur l'échancrure sus-orbitaire fait crier la malade. La conjonctive palpébrale et oculaire du côté gauche est injectée ; l'œil pleure presque continuellement.

Tous les agents thérapeutiques furent employées en vain, la douleur était momentanément calmée chaque fois que l'on changeait de traitement, mais jamais la période de calme ne dura plus de quarante-huit heures.

Le 28 décembre 1880, on se décida à faire l'élongation du nerf sus-orbitaire et M. le Dr Ch. Monod procéda à cette opération.

Le 28, soir. La malade n'a ressenti que quelques picotements dans la région de l'orbite. La région sus-orbitaire est bien moins douloureuse. Anesthésie peu marquée dans la région sourcilière.

Le 29. Nuit agitée ; élancements peu intenses de la région sus-orbitaire, l'anesthésie n'a ni augmenté ni diminué.

Le 31. La douleur est presque complètement calmée; les points de suture sont enlevés. Anesthésie plus marquée dans une étendue de la grandeur d'une pièce de cinq francs, au dessus de la partie moyenne du sourcil.

4 janvier 1881. La région sus-orbitaire est toujours très peu douloureuse; pas d'exacerbations depuis l'opération.

Le 6. La plaie est cicatrisée, mais il se forme un petit abcès au niveau de l'angle interne de l'œil.

Le 10. L'abcès s'est ouvert et il en est sorti du pus en quantité assez notable. La zone d'anesthésie persiste.

Le 20. L'anesthésie diminue, la région sus-orbitaire semble engourdie.

Le 25. L'anesthésie a disparu, il n'existe plus de douleurs dans la région sus-orbitaire.

Trois mois après l'opération, on constate que la disparition complète de la douleur persiste.

En ce moment, 25 octobre 1881 ; la sensibilité est complètement revenue. La douleur névralgique a totalement disparu, la malade ne l'a plus ressentie depuis le mois de décembre; elle ne conserve absolument plus qu'une certaine sensation de lourdeur du même côté.

OBSERVATION XXVII. — (Quinquaud.)

Tic douloureux de la face. — Elongation du frontal externe. — Amélioration.

Bricourt, femme Maillet, 70 ans, blanchisseuse, sept enfants dont cinq morts très jeunes, les deux autres actuellement bien portants. Bonne santé jusqu'en 1865. Alors, sans cause appréciable, douleurs dans le côté droit de la mâchoire supérieure, d'abord légères, puis augmentant de fréquence et d'intensité.

Ayant essayé vainement la quinine, les vésicatoires, le bromure de potassium, un dentiste lui enleva, sur sa demande, les sept dents contiguës de la mâchoire supérieure droite.

Disparition momentanée, puis réapparition des douleurs : sous l'influence du froid, de la mastication, ou sans cause appréciable, douleurs continues, insupportables, avec exacerbation d'une demi-minute environ, quelquefois les nuits, et empêchant la malade de dormir.

Il y a trois ans, recrudescence des symptômes douloureux qui localisés primitivement à la région sous-orbitaire, envahissent les autres territoires du trijumeau, deviennent plus intenses et plus fréquents, et sont pour ainsi dire continus, même la nuit.

Description de ces symptômes. — Dès le matin, tous les jours, quelques douleurs imperceptibles au niveau des gencives du côté droit, douleurs qui, par l'action de mastiquer, de parler, sous l'influence de l'action des muscles de la face ou de l'attouchement d'un corps étranger, s'exaspèrent. Cri de la malade qui porte la main à la figure. Contraction des muscles du côté droit de la face avec sensation de torsion ou de brûlure de ce côté. Douleur tellement forte que la malade cherche à se suicider pour y échapper. Peu de larmoiement et à la fin légère augmentation de la sécrétion salivaire.

Fréquence de ces spasmes douloureux. — Il y a deux ou trois mois, ils avaient lieu tous les deux ou trois jours, puis dix ou vingt fois dans la journée, et enfin d'une façon presque continue.

Traitement. — Quinine, arsenic, opiacés, aconitine, éther, chloroforme, morphine extra et intra, bromure et iodure de potassium, presque en vain.

28 *décembre* 1871. — Elongation de 2 centimètres du frontal externe, par le Dr Ch. Monod. La douleur diminue d'intensité et ne ressemble en rien aux spasmes douloureux précédents. Plaque d'anesthésie de la grandeur d'une pièce de cinq francs au-dessus du sourcil. Le 8 janvier, la plaie est cicatrisée, les douleurs ont diminué d'intensité et la plaque signalée plus haut existe encore. Cette anesthésie existe jusqu'au 10 février, les spasmes douloureux diminuent d'intensité et redeviennent un peu plus forts quand l'anesthésie précitée disparaît toutefois; ils sont beaucoup moins violents qu'avant l'élongation. Après une amélioration de deux mois et demi, le tic douloureux a recommencé aussi violent qu'autrefois, comme on peut le constater dix mois après l'élongation.

OBSERVATION XXVIII. — (Baum, de Dantzig.)

Tic douloureux de la face. — Elongation du facial. — Guérison.

Femme de 35 ans, atteinte depuis six ans de tic douloureux du côté gauche de la face survenu sans cause appréciable.

Les paroxysmes se répètent très régulièrement toutes les deux ou trois minutes et durent avec une intensité variable un peu plus d'une minute. Tous les muscles innervés par le facial à l'exception de ceux de l'oreille sont pris de mouvements convulsifs. Les pres-

sions exercées sur les points d'émergence des nerfs sus-orbitaire,
sous-orbitaire et mentonnier n'éveillant aucune douleur et n'in-
fluent en rien sur les accès névralgiques.

Le 20 juillet 1878, Baum (de Dantzig) pratique avec les précautions antiseptiques l'extension du facial. Incision hémisphériqu
circonscrivant le lobule de l'oreille gauche ; deuxième incision
longue de 1 centimètre partant du sommet de la convexité de la
première et dirigée en bas, parallèlement à la branche du maxillaire inférieur. En relevant les trois petits lambeaux ainsi formés,
la partie supérieure de la carotide se trouve découverte. Avec un
crochet on l'attire en bas, en avant et en dehors. On voit alors
le nerf qui est recouvert par une veine qu'on écarte. Le névrilème
est rouge foncé, mais le facial ne paraît pas avoir augmenté de
volume. Baum saisit le nerf entre les mors d'une pince à torsion,
l'élonge assez énergiquement en le soulevant. Quatre ou cinq
petites branches artérielles avaient dû être liées. La plaie fut suturée avec le catgut et recouverte d'un bandage antiseptique com-
pressif.

Durant la première demi-heure qui suivit l'oppération, on
observa une hémiplégie fugitive de la face. Les convulsions ne se
reproduisent pas. Au bout de huit jours, la patiente était renvoyée
guérie ; sa plaie s'était réunie par première intention.

Baum l'a revue quatre mois après l'opération ; la cicatrice était
presque complètement masquée par le lobule auriculaire. Le tic
douloureux n'a pas reparu.

Voici comment Baum explique le succès de l'opération. En attirant le facial au dehors du trou stylo-mas
toïdien il a libéré la portion malade irritée par la pression exercée sur elle par le rebord osseux et lui a substi-
tué une région plus centrale du nerf vraisemblablement
saine. Mais, en outre, un rôle essentiel revient au froisse-
ment direct et local qu'on imprime aux tubes nerveux.

Les effets immédiats sont d'autant moins sûrs qu'on a procédé avec plus de ménagements à l'égard du nerf. Si Billroth et Nussbaum n'ont pas trouvé, jusqu'à présent, plus d'imitateurs, c'est que les chirurgiens ont eu de fréquents insuccès dus à la crainte de meurtrir le nerf, d'y déterminer une contusion qui est une des conditions de la réussite opératoire.

OBSERVATION XXIX. — (MORTON.)

Névralgie du bras. — Elongation du cubital. — Guérison.

Une dame se blesse au poignet avec des ciseaux ; la plaie est très douloureuse et les douleurs s'irradient jusqu'à l'épaule.

Tous les traitements étant restés impuissants à calmer ces douleurs, Morton incise la cicatrice, découvre le nerf cubital qui est d'apparence saine et en pratique l'élongation. Les douleurs disparaissent, il ne subsiste que quelques fourmillements dans les doigts pendant le premier mois. La guérison est complète.

OBSERVATION XXX. — (MORTON.)

Névralgie du pied. — Résection des nerfs plantaires. — Elongation, après récidive, du sciatique poplité interne. — Résection du sciatique poplité externe après seconde récidive. — Guérison.

Un homme, en 1866, tombe d'une hauteur de 25 pieds. Il est atteint d'une paralysie qui ne se dissipe qu'au bout de six mois. A la suite d'une violente attaque de rhumatisme articulaire, il survient une névralgie intense siégeant dans la plante du pied gauche. La résection de plusieurs branches des nerfs plantaires amène une guérison qui se maintient pendant sept ans

En 1874, la névralgie reparaît dans le gros orteil et remonte jusqu'à la jambe. Morton met à nu le nerf sciatique poplité interne au milieu de la jambe et en pratique l'élongation.

Mais les douleurs reparurent bientôt et ne cessèrent qu'à la suite de la résection de 2 pouces du sciatique poplité externe.

OBSERVATION XXXI. — (Nussbaum.)

Névralgie intercostale. — Elongation des nerfs intercostaux. — Guérison.

Le malade dont il s'agit souffrait depuis vingt ans d'une névralgie intercostale douloureuse et rebelle. Dans les premiers temps, les paroxysmes ne se montraient qu'à de longs intervalles; mais, peu à peu, ils se rapprochèrent et finirent par éclater tous les jours, ne durant pas moins de deux ou trois heures. Les injections de morphine n'amenaient aucun soulagement. Le siège principal de la douleur occupe l'espace compris entre l'appendice xiphoïde et l'ombilic.

Vaincu par la douleur, le malade réclamait instamment une opération quelconque. Nussbaum, après avoir reconnu que la névralgie siégeait dans les branches abdominales terminales des 8e, 9e et 10e nerfs intercostaux, résolut de recourir à l'élongation des nerfs.

Pour cela, il pratiqua, après anesthésie, avec toutes les précautions antiseptiques recommandées, une incision de 8 centimètres de long, du côté gauche, à la région épigastrique, au voisinage du bord du muscle droit. La direction précise de cette incision n'est pas nettement indiquée. Après avoir découvert les trois branches nerveuses, il en pratique l'élongation. Une incision semblable fut alors pratiquée du côté droit et les trois nerfs de ce côté furent également soumis à l'élongation. Mais pendant la dissection des couches, le péritoine fut blessé et il y eut une hernie légère de l'épiploon. Cette hernie fut réduite, et la plaie péritonéale suturée avec le catgut.

Le malade guérit. Depuis le jour de l'opération il n'a plus ressenti aucune douleur et Nussbaum a reçu longtemps après des nouvelles de cet homme qui lui confirmèrent la persistance de la guérison.

OBSERVATION XXXII. — (Manle.)

Névralgie sciatique. — Elongation du nerf sciatique. — Guérison.

Un malade, exerçant la profession de forgeron, âgé de 45 ans, souffrait d'une sciatique depuis neuf mois. Vésicatoires, pointes de feu, électricité furent employés en vain. Finalement, il consentit à ce qu'on lui pratiquât l'élongation du nerf sciatique. Le nerf fut découvert, attiré au dehors, puis élongé. La plaie suppura beaucoup ; mais, à dater de cette époque, on ne note plus le retour des paroxysmes douloureux.

OBSERVATION XXXIII. — (Pooley.)

Névralgie sciatique. — Elongation du nerf sciatique. — Guérison.

Dominique Monett, âgé de 30 ans, habite le Canada depuis l'âge de 4 ans, exerce le métier de briquetier. Ce malade souffrait d'une sciatique depuis plus de neuf ans et, depuis près de quatre semaines était obligé de garder le lit. La jambe et la cuisse droite étaient le siège de douleurs intenses, et le moindre mouvement qu'il faisait lui procurait des douleurs excruciantes dans tout le membre.

Depuis quatre ans surtout la douleur se faisait sentir et depuis ce moment il fut impotent la moitié du temps. Il souffrait davantage par l'humidité et le froid, il se trouvait mieux par la chaleur et le temps clair. De temps à autre, il ressentait des douleurs aiguës avec sensations de crampes dans la région du nerf sciatique.

En septembre 1879, il fut obligé de suspendre son travail, et au mois de février 1880 il entrait à l'hôpital. On constata alors les symptômes ordinaires de la sciatique : douleurs le long du trajet du nerf, sur la tête du péroné et sur le côté externe du dos du pied. Souffrances considérables et tiraillements spasmodiques au moindre mouvement, faiblesse pendant la marche. La sensibilité paraissait être normale. Il ne pouvait marcher qu'avec des béquilles et ne pouvait rester assis que fort peu de temps. La nuit, il souffrait davantage et la douleur le privait de son sommeil, excepté lorsqu'il prenait de fortes doses d'opium. Malgré les souffrances qu'il avait éprouvées, son état général était cependant resté bon.

Après avoir pendant trois mois essayé tous les traitements sans aucun résultat, on résolut de recourir à l'élongation du nerf sciatique. Le 12 mai, on fit une incision de 5 pouces de longueur le long du tendon du biceps et le nerf fut mis à nu. Celui-ci parut légèrement hyperémié, sans adhérences avec les tissus voisins.

Il fut alors soulevé et élongé avec les deux doigts, après quoi il fut replacé au fond de la plaie. Pendant l'opération, on remarqua quelques secousses musculaires. Un tube à drainage fut placé dans la plaie qui fut ensuite suturée et recouverte d'un pansement antiseptique.

Le 13 mai. Le malade dit avoir assez souffert de sa plaie, mais n'avoir ressenti aucune des douleurs aiguës qu'il avait auparavant. Il a dormi pendant la nuit. On constate une hyperesthésie assez considérable de la face externe de la jambe opérée. Les points douloureux n'existent plus, pas d'anesthésie, et la faiblesse musculaire a plutôt augmenté.

Depuis cette époque, l'amélioration fut progressive, et quelques jours après l'opération, la douleur disparut ainsi que l'hyperesthésie. Les mouvements ne tardèrent pas à reparaître et, deux semaines après, il commença à se lever. Le tube à drainage fut enlevé huit jours après l'opération et la plaie fut recouverte de bandelettes agglutinatives et de bandes. Un mois après, le malade put marcher sans aucune douleur; il ne lui restait qu'un peu de faiblesse de la jambe qui, d'ailleurs, disparut peu à peu. Trois mois après l'opération, on revit ce malade qui continuait à être très bien portant.

OBSERVATION XXXIV.

M. le Dr Walsham rapporte, dans le *British Medical Journal* du 25 décembre dernier, un cas de névralgie épileptiforme de la face, guérie par l'élongation du nerf sous-orbitaire. Il s'agit d'une femme qui endurait depuis plus de dix ans des douleurs atroces contre lesquelles on avait infructueusement essayé l'extraction de plusieurs dents, l'aconitine et diverses autres médications. La malade étant finalement entrée au *Metrópolitan Free Hospital*, l'élongation fut tentée le 3 février par M. Walsham. Le nerf sous-orbitaire fut dénudé à son point d'émergence, séparé de l'artère satellite, soulevé sur une grosse aiguille et étiré violemment. L'auteur ajoute dans une autre partie de son article que, sans quelques considérations particulières, il aurait également élongé le nerf sus-orbitaire afin d'éviter la reproduction de la névralgie dans cette branche. Maintes observations prouvent, en effet, que les douleurs peuvent, après l'opération, atteindre successivement divers rameaux du même nerf (Stewart, Spence, Higgen, Massing). On put constater aussitôt après l'opération que, dans la région cutanée innervée par le sous-orbitaire, il n'existait pas d'autre trouble de sensibilité qu'un très léger engourdissement. Le surlendemain, se déclara un érysipèle de la face dans le cours duquel la malade ressentit, à deux ou trois reprises, de nouvelles douleurs; mais celles-ci disparurent définitivement dès la convalescence. Cinq mois après l'opération, aucun retour de la névralgie ne s'était manifesté.

Cette question de la *rechute*, ajoute M. Walsham, est de première importance dans l'histoire du traitement des névralgies par l'élongation des nerfs. D'après l'opinion courante, la rechute serait la règle. M. Walsham, dans le but d'éclaircir ce point d'étiologie, a réuni tous les cas connus qui sont actuellement au nombre de 48; malheureusement, la plupart de ces observations ont été publiées trop peu de temps après l'opération pour donner un enseignement sur la question qui nous occupe.

Dans tous les cas il y eut disparition de la douleur: dans neuf, aucune rechute n'est signalée jusqu'à la date de la publication-dans un cas de M. Bartlett, la névralgie n'avait pas reparu au bout de dix-huit mois; dans un cas de Callender, au bout de quatorze; dans un de Spence au bout de sept mois, et dans un de M. Stewart au bout de cinq, comme dans le cas de M. Walsham. On voit par ces chiffres que, malgré la certitude de la guérison définitive, la durée des rémissions obtenues suffit pour recommander l'élongation dans les névralgies rebelles.

Le Dr Crédé (de Dresde)(1) a présenté à la dernière séance de la Société de chirurgie allemande un malade auquel il a pratiqué l'élongation et la division du nerf maxillaire inférieur pour une névralgie qui disparut après cette opération.

Cette communication a été suivie d'une longue discussion sur les indications de l'élongation des nerfs.

Esmarch a pratiqué sept fois cette manœuvre avec succès; l'élongation du plexus brachial chez un ataxique lui a donné un excellent résultat.

Trendelenburg n'a obtenu qu'un seul succès sur six cas

(1) Crédé. Gen and Pooley. In the London Med. Record, 15 octobre 1880.

et se demande si l'étirement des nerfs est réellement indiqué dans le tétanos et l'ataxie locomotrice. Sonnenburg l'a toujours vu échouer dans le tétanos. Vogt fait remarquer qu'il faut faire subir aux nerfs une élongation violente, et qu'on doit s'en tenir aux gros troncs nerveux. Langenbuch a vu survenir des rechutes chez les ataxiques qu'il a opérés ; Nussbaum a d'ailleurs observé le même fait dans un cas de névralgie intercostale.

Le Dr Gen (Voyenno Meditsinsky, cité dans le New-York Medical Record, août 1880) a relevé de nombreux cas d'élongation des nerfs dans les névralgies ; les résultats ont été les suivants :

	Nombre de cas.	Guérison.	Amélioration.	Décès par hémorrhagie.
Névralgies traumatiques	6	4	1	»
Névralgies d'origines diverses	14	10	3	1

Le Dr Pooley (New-York Med. Record, 1880, p. 173) a également rapporté 44 observations d'élongations nerveuses pratiquées dans diverses névralgies et en particulier dans la sciatique ; il paraît établi aujourd'hui que ce traitement doit être essayé dans les cas invétérés ; chez tous ces malades, l'élongation du nerf n'a pas seulement pour résultat de faire cesser la douleur, mais encore de modifier très heureusement les troubles trophiques divers qui s'y trouvent fréquemment associés.

L'élongation des nerfs est loin de présenter les mêmes

avantages dans les affections convulsives locales que dans les névralgies simples. Quant au tétanos traumatique, M. Pooley estime que dans l'état actuel de nos connaissances, la chirurgie ne peut considérer l'élongation des nerfs comme un traitement suffisant et doit y ajouter les autres médications en usage : chloral, ésérine, etc.

Je suis heureux d'ajouter ici l'observation très intéressante de l'élongation des branches du trijumeau dans un cas de blépharospasme douloureux, publiée par M. le professeur Panas dans le numéro d'août des Archives d'ophthalmologie. Je le fais suivre des cas de Kocher, de Grainger Stewart et de Masing, et de l'appréciation de M. le professeur Panas sur le sujet qui nous occupe :

Pour juger l'étendue des progrès réalisés par l'élongation des nerfs dans le traitement du blépharospasme avec tic douloureux de la face, il faut se rappeler les nombreux mécomptes, à côté de rares succès, fournis jusqu'ici par la névrotomie.

Chez le malade de M. Panas, où tout avait été essayé, y compris la section de plusieurs nerfs, sans le moindre bénéfice, l'élongation a fourni un succès immédiat et tout à fait probant.

OBSERVATION XXXV.

Blépharospasme avec névralgie des deux premières branches du trijumeau. — Insuccès de la névrotomie et des autres moyens de traitement. — Succès de l'élongation des nerfs sus et sous-orbitaires.

La nommée Lesaulnier (Céleste), âgée de vingt et un ans, entre à
l'Hôtel-Dieu le 29 juillet 1880.

Elevée à la campagne, aux environs de Cherbourg; elle est blonde,
a le teint rosé, n'a point l'aspect lymphatique. Ses règles, établies
à 16 ans, ont toujours été régulières. Durant son enfance, aucune
maladie à signaler; à 14 ans, fièvre typhoïde qui a duré quarante
jours; à 17 ans, fièvres intermittentes à type tierce. Malgré un traitement par le sulfate de quinine, cette fièvre paludéenne s'est prolongée pendant dix-huit mois.

Quatre mois après la cessation des accès, sont apparues les douleurs névralgiques, pour lesquelles la malade est venue se faire
soigner à Paris, au mois d'avril 1880.

Cette névralgie a eu dès son début la même localisation que plus
tard : les branches supérieure et moyenne du trijumeau. Tous les
points douloureux sont placés sur le pourtour de la base de l'orbite :
point sus-orbitaire (émergence du frontal externe), point sous-
orbitaire (nerf sous-orbitaire), point nasal à la base du nez près du
grand angle de l'œil, point temporal, au dehors. Jamais les dents
n'ont été douloureuses. Le nerf maxillaire inférieur est complètement indemne. Dès le début de la névralgie, les douleurs périor-
bitaires se sont compliquées d'un blépharospasme continu. La
malade ne peut qu'à grand'peine entr'ouvrir les deux paupières du
côté malade. — Pas de troubles de sécrétion du côté du nez, mais
l'œil est souvent larmoyant, surtout au moment des accès.

Les douleurs sont continues, mais rémittentes. La malade souffre
moins le matin, peut travailler; mais vers quatre heures de l'après-
midi, elle éprouve une sensation de froid qui dure une heure ou
deux. En même temps les douleurs s'exaspèrent sur les points né-

vralgiques et la malade est obligée de se coucher, de se condamner à une immobilité absolue. La nuit, la douleur empêche le sommeil jusque vers le matin.

Un grand nombre de traitements ont été successivement employés. Chez elle, dans son pays, la malade avait pris du sulfate de quinine, du bromure de potassium, sans en éprouver un soulagement notable.

Quelque temps après son arrivée à Paris, au mois de juin 1880, un médecin lui propose de sectionner les nerfs douloureux. Cinq incisions ont été faites, raconte la malade, sur le pourtour de l'orbite, au niveau des points névralgiques. Une seule paraît avoir donné un résultat favorable. Selon la malade, un point névralgique, situé du côté de la tempe, a disparu à la suite d'une incision; il n'est pas revenu.

Les dents du maxillaire correspondant à la névralgie étaient parfaitement saines. Néanmoins, pensant que l'origine de la maladie pouvait être dans les nerfs dentaires, un autre médecin a conseillé l'extraction de deux dents, « dans le but, dit la malade, d'opérer ensuite la section du nerf dentaire ». — Les deux petites molaires supérieures droites ont été extraites, une molaire du maxillaire inférieur a été également arrachée. Tout cela sans résultat.

La malade entre à l'Hôtel-Dieu, le 29 juillet 1880.

A cette époque, trois points névralgiques subsistent (points sus-orbitaire, sous-orbitaire et nasal). La douleur a la même violence que toujours ; supportable le matin, elle s'exaspère dans l'après-midi, oblige la malade à garder le lit, empêche presque totalement le sommeil. La contracture des paupières persiste violente et continue; la pupille est resserrée, mais elle se laisse dilater par l'atropine. L'œil lui-même n'est pas douloureux (pas de point oculaire), mais la vision a baissé du côté douloureux. — Il y a en même temps que du blépharospasme un larmoiement qui s'exagère avec les douleurs.

On emploie successivement divers médicaments : sulfate de quinine, bromure de potassium, chlorure d'or, arséniate de soude, chloral, morphine. — On applique, à plusieurs reprises, des vésicatoires, des ventouses ; la malade est soumise à des courants continus. Aucun résultat notable n'est obtenu. La malade est toujours obligée de garder le lit une partie de la journée à cause de la violence de la douleur. Une, puis deux ou trois injections de morphine suffisent à peine à lui donner un peu de sommeil la nuit.

Au mois de décembre 1880, survint un érythème de la face, qui paraît consécutif à l'irritation produite par un larmoiement continu.

Devant l'insuccès complet de tous les moyens mis en usage, on se décide à pratiquer l'allongement des nerfs douloureux.

L'opération est faite le 5 février pour le nerf frontal externe. Une incision sur la paupière supérieure, parallèle au rebord orbitaire, à 4 millimètres au-dessous du sourcil, met le nerf à découvert. Ce nerf est soulevé sur un crochet à strabisme, tiraillé à plusieurs reprises assez fortement, si bien qu'il cède à la traction. On en excise une longeur de 4 millimètres. Le frontal interne est également découvert, tiraillé, mais non rompu. Deux points de suture métallique referment la plaie.

Le 6 février. La paupière supérieure est peu gonflée, c'est à peine s'il y a une légère ecchymose.

La douleur névralgique a disparu ; la sensibilité sous toutes ses formes (toucher, piqûre, froid) est anéantie sur le territoire du frontal. Cette anesthésie s'étend à la partie moyenne de la paupière supérieure et du sourcil, à toute la moitié droite du front, depuis la ligne médiane jusqu'aux limites de la région temporale. Du côté du cuir chevelu, elle arrive jusqu'au voisinage du bregma. La racine du nez, la région inter-sourcilière, la partie externe de la paupière restent sensibles. L'anesthésie est d'ailleurs profonde. On peut traverser la peau avec une épingle sans provoquer aucune sensation.

Le 10. La plaie est totalement réunie par première intention, il ne reste plus qu'un peu de gonflement, une légère ecchymose sur la peau et sur la conjonctive. — Le spasme des paupières a diminué. La malade peut entr'ouvrir l'œil, ce qu'elle n'avait pu faire depuis le début de sa névralgie. La pupille n'est plus resserrée, elle a les mêmes dimensions que celle du côté opposé.

Même anesthésie sur la même étendue. Aucune douleur sur le front, mais les deux autres points névralgiques sous-orbitaire et nasal persistent.

Le 19. La plaie ne laisse d'autre trace qu'une ligne légèrement colorée, sans dépression, ni saillie. Même anesthésie, même absence de douleur.

Le 28. Nouvelle opération pour le nerf sous-orbitaire.

Une incision transversale, légèrement inclinée en bas et en dehors, part du sillon nasogénien et s'étend en dehors jusqu'à une ligne verticale passant par l'angle externe de l'œil. Cette incision, d'une longueur de 3 centimètres, est placée à 1 centimètre au-dessous du rebord orbitaire. Le nerf est mis à découvert, soulevé sur le dos d'une sonde cannelée recourbée en crochet, puis tiraillé avec une certaine force à plusieurs reprises. Ensuite il est abandonné dans la plaie que l'on réunit par deux points de suture métallique.

Au courant de l'opération, la veine faciale a été coupée; une pince à forci-pressure a suffi pour arrêter le sang.

A deux reprises différentes, il s'est fait pendant l'opération un écoulement séreux par la narine droite (côté de l'opération).

Le 1er mars. Peu de gonflement. Peu de douleur, sauf quelques élancements dans la plaie.

Le 2. La plaie paraît réunie par première intention, des fils à suture sont enlevés. Le point névralgique sous-orbitaire a disparu. Il y a une zone anesthésique ainsi limitée : partie moyenne de la paupière inférieure, joue depuis les limites du nez jusqu'à 5 centimètres en dehors, moitié droite de la lèvre supérieure. La malade ne sent pas son verre avec la moitié droite de sa lèvre.

Au-dessus de la lèvre, au niveau de l'aile du nez, il y a une petite zone de la joue, d'un centimètre d'étendue, qui reste sensible. Il ne persiste d'autre douleur que celle du point nasal.

Le 4. La réunion de la plaie se maintient totale. — Même anesthésie.

Le 8. Il ne reste au niveau de la plaie qu'une cicatrice linéaire et une induration profonde des tissus. La malade ne se plaint plus que du point névralgique nasal. Ce point se localise très exactement par la pression au-dessus du ligament interne des cartilages tarses.

La malade a remarqué depuis la dernière opération que la narine droite est plus sèche que celle du côté opposé.

L'œil s'ouvre mieux encore qu'après la première opération, mais la vision reste un peu affaiblie.

$$\text{Acuité visuelle} \begin{cases} OD = \dfrac{0,20}{2,25} \quad \dfrac{5}{36} \\[2ex] OC = \dfrac{0,20}{0,5} \quad \dfrac{5}{9} \end{cases} \begin{array}{l} \text{Les verres modifient peu} \\ \text{l'acuité de l'œil droit.} \end{array}$$

A l'examen ophthalmoscopique, on constate que la papille de l'œil droit est d'un rouge intense, se distingue à peine par sa coloration des régions voisines du fond de l'œil.

Le 12 mars. L'anesthésie est limitée sur le front et sur la joue comme il a été indiqué. Mais de plus on constate (ce qui n'avait pas été recherché jusqu'ici) :

1° Que la conjonctive palpébrale et oculaire est moins sensible à droite qu'à gauche. La cornée ne paraît pas modifiée ;

2° Que les deux incisives et les canines supérieures droites sont insensibles au toucher et au froid même intense (morceau de glace). — La muqueuse de la lèvre est anesthésiée dans la même étendue que la peau correspondante; de même la muqueuse des gencives est insensible au-dessus des dents anesthésiées.

Le 20 avril. L'anesthésie est en décroissance dans la région innervée par le sous-orbitaire, la douleur reste supprimée. — La malade ne se plaint plus que du petit point nasal vers le grand angle de l'œil, et encore la douleur est-elle peu vive. La malade transformée se prépare à partir pour son pays.

Cette observation se prête à bien des considérations que nous exposerons après avoir relaté les faits publiés par d'autres.

De la sorte, nous pourrons tirer des déductions plus ou moins générales sur le sujet que nous traitons.

OBSERVATION XXXVI. — (Kocher, *Correspondenz-Blatt für schweizer Aerzte*, 1879, t, IX, p. 324.)

Blépharospasme avec névralgie sus-orbitaire. — Elongation.

Il s'agit de l'élongation du nerf sus-orbitaire droit pratiquée chez un homme vigoureux de 32 ans, pour une névralgie frontale intermittente, dont le début remontait à quatorze ans, et qui avait résisté jusque-là à tous les moyens thérapeutiques, y compris le sulfate de quinine administré à haute dose et les injections sous-cutanées de morphine. Les accès, qui revenaient tous les trois ou six mois, duraient de deux à trois semaines chaque fois, étaient accompagnés de *blépharospasme* unilatéral et n'offraient de rémission qu'entre minuit et sept ou huit heures du matin.

L'opération, faite le 28 janvier 1879, a consisté en une incision de 4 centimètres, le long du bord orbitaire supérieur, et à la découverte de trois branches du nerf. Le tronc fut allongé dans son ensemble, à l'aide de l'aiguille de Cooper.

Le résultat immédiat a consisté dans la perte de sensibilité de la peau du front animée par le nerf, et dans la disparition immédiate de toute douleur névralgique.

La plaie ne fut pas réunie par la suture, mais pansée au Lister sans drainage. Il y eut suppuration du milieu de celle-ci, avec extension du côté de la paupière, et la cicatrisation n'était complète qu'au commencement de mars.

Le 28 avril, trois mois par conséquent après l'opération, le malade restait libre de douleurs névralgiques, et cela malgré le re-

tour de la sensibilité physiologique de la peau du front. Il est
bon d'ajouter qu'au-dessus et en dedans du trou sus-orbitaire,
cette sensibilité restait obtuse dans l'étendue de 1 centimètre environ.

OBSERVATION XXXVII. — (GRAINGER STEWART, *British medical
journal*, 1879, p. 803.)

**Blépharospasme avec névralgie des nerfs sus-orbitaires et mentonnier.
— Elongation.**

L'auteur intitule son observation : *Cas de névralgie épileptiforme
traitée par l'élongation des nerfs sous-orbitaire et mentonnier.* C'est
à Trousseau qu'il emprunte la dénomination de névralgie épileptiforme, pour montrer qu'il s'agissait ici d'un de ces cas de névralgie rebelle du nerf trifacial, si bien décrite par Trousseau (*Clinique de l'Hôtel-Dieu,* t. III, p. 150).

Voici le résumé de l'observation de Grainger.

Homme de 70 ans, employé au chemin de fer de Cumberland.
Sa névralgie remontait à 1862. — Depuis lors les accès sont deve-
nus de plus en plus fréquents et de plus en plus pénibles, au point
de lui rendre la vie insupportable. Il y a eu dans l'intervalle, des
rémissions de trois mois, de six mois, une fois même d'un an, mais
dans les derniers temps il souffrait presque sans cesse, et c'est ce
qui l'oblige d'entrer à l'hôpital.

Le siège principal de la douleur est dans le nerf sous-maxillaire;
au moment de l'attaque, tous les muscles faciaux se contractent et
le moindre contact du masque facial aussi bien que des gencives
et de la langue provoque de la douleur. Aussi, la mastication est-
elle impossible, et le malade ne prend que des liquides au moyen
d'un tube. Neuf dents furent extraites successivement sans soulagement aucun. Il en fut de même de l'emploi de l'opium, des injections hypodermiques de morphine, du croton-chloral, du fer et
de la quinine.

Les faits antérieurs et ceux de Trousseau en particulier ayant démontré que la section et l'excision des nerfs ne donnent que des succès partiels et temporaires, Grainger Stewart s'est décidé pour l'élongation d'après la méthode de Nussbaum, qui lui avait déjà réussi dans un cas de névralgie sciatique.

Sur sa demande, le Dr Bishop, suppléant du professeur Annandale, procéda à l'opération, le 22 octobre 1878, de la façon suivante:

Incision des parties molles de la joue, au point d'émergence du nerf sous-orbitaire, sous le spray. Isolement du tronc nerveux qui fut allongé aussi vigoureusement que le comportait le volume du nerf; il n'est pas question de suture pratiquée.

En voici les suites:

Douleurs vives tout le premier jour, qui se répétèrent, bien qu'en déclinant, les jours suivants; après quoi, repos complet durant un mois. Au bout de ce temps, retour des paroxysmes qui firent tenter une seconde élongation du même nerf, le 28 novembre. Par suite de l'épaississement cicatriciel des tissus, le nerf fut coupé involontairement et le tiraillement ne put dès lors en être effectué. Il y eut immédiatement anesthésie des parties animées par le nerf. (Ce dernier détail de l'observation anglaise ne laisse pas que de nous surprendre et prouve au moins que l'élongation a dû être insuffisante la première fois, puisqu'elle avait laissé subsister intacte la sensibilité de la peau.)

Les douleurs continuant après cette section, on fit un nouvel examen attentif des points douloureux, et l'on a pu se convaincre que le siège principal de la douleur était désormais le nerf mentonnier, branche du maxillaire inférieur. En conséquence, le 18 décembre on procéda à l'élongation de ce nerf, qui fut suivie d'un soulagement instantané, et depuis lors jusqu'à aujourd'hui, cinq mois après l'opération, les douleurs ne se firent plus sentir.

L'auteur reconnaît lui-même qu'un cas unique ne suffit pas pour juger la question, que la durée de la rémission (cinq mois après l'opération) n'est pas non plus une preuve convaincante, puisque antérieurement la maladie avait offert un répit aussi long en dehors de toute intervention chirurgicale. Toutefois, le fait que l'accès a cessé pour ne plus reparaître dès l'instant de l'élongation de la dernière branche douloureuse plaide puissamment en faveur de l'opération.

Instruit par ce fait, Grainger insiste sur la nécessité d'agir en pareil cas sur toutes les branches qui sont le siège de la douleur, au lieu de se borner à n'en allonger qu'une seule.

OBSERVATION XXXVIII. — (MASING, *St-Petersburgen medicinische Wochenschrift*, 1879, p. 441.)

Névralgie trifaciale. — Elongation du nerf sus-orbitaire.

Il s'agit d'un cas d'*élongation du nerf sus-orbitaire* pour une névralgie trifaciale du côté gauche, survenue chez une femme de 60 ans, par suite d'un refroidissement très vif qu'elle éprouva deux fois dans l'année 1876. Depuis lors, les attaques se répétèrent de plus en plus intenses, et le 15 janvier 1879, après avoir épuisé vainement toutes les indications anti-névralgiques, la malade dut consulter Masing qui la trouva dans l'état que voici :

La mastication est impossible, la déglutition, même celle des substances liquides, est tellement douloureuse que la malade, malgré la faim qu'elle éprouve, éloigne le plus qu'elle peut l'heure des repas. Parler vivement ou ouvrir la bouche tant soit peu largement, devient cause d'accès. Il en est de même à l'occasion d'un bruit, d'un mouvement brusque du corps et de toute impression morale vive. De peur de se moucher, la malade essuie à l'aide d'un mouchoir souple le mucus séreux qui s'écoule sans cesse de son nez. Par suite de ses souffrances, du manque de nourriture et de l'insomnie, la malade est très affaiblie et se sent découragée. La morphine ne lui procure du repos que pour un temps très court.

Un examen attentif et prolongé pendant plusieurs jours convainquit Masing que la névralgie s'étendait sur toutes les ramifications de la première branche du trijumeau, particulièrement sur les nerfs naso-ciliaires et aussi, bien qu'à un degré moindre, sur le trajet du nerf maxillaire supérieur et de ses branches.

L'espoir d'une guérison par l'élongation des nerfs semblait au premier abord illusoire, vu la multiplicité des branches malades (lacrymale, nasale, frontale, maxillaire supérieure, toutes englobées par la maladie).

En réfléchissant toutefois que l'élongation du nerf sus-orbitaire pouvait faire sentir son action bienfaisante sur les rameaux lacrymal et nasal qui sont impossibles à atteindre directement par suite de leur gracilité, Masing entreprit de distendre ce nerf le 30 janvier 1879, en procédant comme il suit :

Narcose profonde, la malade étant à moitié assise, la face tournée contre la fenêtre. Incision de 2 centimètres et demi, le long et au-dessous de la partie moyenne du rebord orbitaire supérieur. Division du tissu cellulaire de l'orbite, peu chargé de graisse en ce point et léger refoulement du globe en bas, au moyen d'une mince spatule tenue par un aide. Le nerf sus-orbitaire, mis ainsi à nu dans toute la longueur de la paroi supérieure de l'orbite, fut chargé sur un crochet mousse et attiré au dehors au point qu'il ne tenait presque plus à la paroi osseuse correspondante. On n'y put constater aucune lésion appréciable à l'œil nu; aussi le nerf fut-il remis en place. Drain, suture au catgut et pansement de Lister. Le lendemain on renouvelle le pansement en supprimant le drain et l'on obtient ainsi une réunion par première intention en peu de jours.

Le chémosis très prononcé et une légère opacité diffuse de la cornée qui succédèrent à l'opération, ne tardèrent pas non plus à se dissiper.

Le 9 février, la malade pouvait soulever volontairement sa paupière supérieure, et tout ce qui lui restait de l'opération, c'était une anesthésie complète de la moitié gauche de la peau du front et une anesthésie de la cornée.

Le résultat sur la névralgie, bien qu'incomplet, n'en a pas moins été remarquable. Plus d'attaques violentes comme avant l'opération. Les nuits ont été calmes dès le premier jour. La mastication, la déglutition, etc., finirent au bout de quelques semaines par ne plus provoquer de crises. Le nez est resté longtemps encore douloureux; aussi la malade ne pouvait se moucher. Un refroidissement survenu le 3 avril réveilla les crises pendant trois jours, mais elles cédèrent à l'administration de 0 gr. 5 de sulfate de quinine.

Le 6 octobre, la dernière trace de l'opération (l'anesthésie du front et de la cornée) disparut et avec elle le souvenir du mal. La malade se trouve entièrement rétablie.

Remarques générales. — Chez notre malade, de même que chez la malade de Kocher, la disparition des douleurs à la suite de l'élongation a été pour ainsi dire immédiate.

On sait qu'il n'en est pas habituellement ainsi pour l'incision et l'excision des nerfs où l'on voit, pendant les premiers jours qui suivent l'opération, des irradiations douloureuses venir parcourir les branches du nerf coupé. Kocher, après avoir insisté sur ce fait, pense que le retour de la douleur est dû à la névrite qui s'empare du bout central du nerf coupé, tandis qu'avec l'élongation qui lèse moins le nerf, cette névrite fait défaut.

A l'encontre de l'explication donnée par le chirurgien suisse, nous ferons observer que le fait en lui-même de la disparition presque immédiate de toute irradiation douloureuse est loin d'être constant ; exemple : les deux observations ci-desus de Grainger Steward et de Masing.

Il n'est pas non plus exact de dire que les lésions subies par le nerf fortement tiraillé, aussi bien du côté de la périphérie que des centres, soient moindres que lorsqu'il s'agit de la section ou de l'excision du même nerf.

Pour savoir au juste ce qui se passe lors de l'élongation d'un nerf telle qu'on la pratique pour faire cesser les douleurs névralgiques, c'est-à-dire poussée au point d'anesthésier les parties où celui-ci se distribue, nous avons examiné histologiquement le petit bout du nerf *sus-orbitaire* excisé par nous.

Après dissociation et macération de la pièce dans l'acide osmique, nous avons pu constater au microscope que la presque totalité des tubes nerveux étaient privés de leur gaine de myéline, et qu'ils étaient réduits au cylindre d'axe et à la gaine de Schwann. Voulant savoir si ces lésions étaient réellement dues à l'élongation, et non à une altération nerveuse ayant précédé ou accompagné la névralgie de longue durée qui a tourmenté notre malade, nous fîmes la même préparation sur des nerfs sus-orbitaires de cadavre, allongés sans rupture. Cette contre-épreuve nous a pleinement convaincu que l'élongation seule était la cause de l'amincissement, avec dépouillement en myéline, des tubes nerveux.

Des altérations aussi importantes dans la structure des nerfs expliquent seules l'efficacité aujourd'hui bien constatée de la méthode, même dans les cas de lésions profondes de la moelle, comme chez les tabétiques, par exemple. Lorsqu'on se contente d'un degré moindre d'élongation, on s'expose à échouer, comme le prouve l'observation de Grainger, où il a fallu revenir à une seconde opération. Ainsi que nous avons eu soin de l'indiquer à propos de cette observation, toutes les fois que la sensibilité de la peau correspondante subsiste après l'opération, il est à craindre que le résultat ne soit médiocre ou nul.

Nous pensons, contrairement à Kocher, que l'efficacité plus grande de l'élongation sur la névrotomie et même l'excision des nerfs, dépend de l'ébranlement bien plus étendu des troncs nerveux dont l'action s'étend jusqu'aux centres et des ganglions qui leur sont annexés.

Par nos expériences sur le cadavre, nous avons pu nous convaincre que les tiraillements exercés sur le nerf sus-orbitaire se répercutaient jusqu'au ganglion de Gasser qui, comme on sait, sert de confluent aux trois branches du trijumeau et en particulier à la branche ophthalmique de Willis et au nerf maxillaire supérieur.

La démonstration clinique de l'action en question nous est du reste donnée par l'observation de Masing. Il a suffi, en effet, de tirailler fortement un seul nerf (le sus-orbitaire pour guérir une névralgie occupant la presque totalité des branches du trijumeau.

Une autre preuve, en faveur de cette action à distance, nous a été fournie chez notre malade, au moment où nous avons procédé à l'élongation du nerf sous-orbitaire. Pendant que la malade était plongée dans la narcose chloroformique la plus complète, il nous est arrivé, par deux fois, de voir le tiraillement du nerf s'accompagner d'une décharge brusque et abondante de mucus nasal fluide par la narine du même côté.

Nous nous sommes expliqué cette hypersécrétion par l'excitation du ganglion sphéno-palatin qui, par ses filets nasaux, préside sans doute à la sécrétion du mucus des fosses nasales. S'il en est ainsi, l'anesthésie de ces mêmes filets, consécutive à l'élongation du nerf sous-orbitaire, devait avoir pour effet de diminuer cette même sécrétion. C'est effectivement ce qui est arrivé chez notre malade. Celle-ci se plaint, depuis l'opération, d'avoir la narine droite plus sèche que la gauche.

La propriété que possède l'élongation des nerfs de faire sentir ses effets à distance et surtout du côté des centres contribue à beaucoup simplifier la tâche qui incombe à l'opérateur.

On sait, en effet, combien la recherche des troncs nerveux dans l'intérieur de la cavité orbitaire constituait une opération difficile, toujours laborieuse et parfois entourée de dangers tels que : phlegmon, vastes ecchymoses, chémosis conjonctival et les lésions de la cornée. Les faits tout récents de Masing (voyez plus haut) pour l'élongation, et celui de Kretschner (*Centralblatt f. Augenheilkunde*, 1880, p. 65) pour la névrotomie profonde, en font foi, à côté de bien d'autres déjà anciens.

Grâce à l'élongation, il suffit désormais de découvrir les troncs nerveux à leur sortie de l'orbite, pour agir sûrement sur le mal, parfois aussi loin que les centres, avec profit incontestable au point de vue de la simplification et du manque de gravité du nouveau procédé opératoire, comparé à la névrotomie profonde.

L'espace de temps qui s'est écoulé depuis l'opération n'est certes pas encore suffisant pour nous permettre d'affirmer que la guérison obtenue est bien définitive, mais il n'est pas moins vrai que, dans un cas où plusieurs névrotomies répétées ont été impuissantes même à pallier le mal, l'élongation nous a fourni un résultat instantané et éclatant. C'est tout ce que nous voulons retenir quant à présent de l'observation qui nous est propre.

Nous insisterons, en terminant, sur certaines particularités du procédé opératoire suivi par nous dans l'élongation des nerfs sus et sous-cutanés.

Le nerf sous-orbitaire fut mis à nu avec la plus grande facilité, en pratiquant une incision semi-lunaire à concavité inférieure, de trois centimètres de longueur et placée immédiatement *au-dessous* du sourcil. Par son extrémité interne, cette incision a été prolongée jusqu'au sillon de séparation de la racine du nez, en vue d'atteindre le petit nerf sus-trochléaire d'Arnold qui, comme on sait, est représenté par un filet très mince pouvant manquer parfois.

On sait qu'au moment de sa sortie du trou sous-orbitaire, le nerf frontal est bordé du côté externe par une petite saillie du coronal donnant insertion au ligament qui concourt à transformer la gouttière sus-orbitaire en canal ostéo-fibreux. La petite saillie en question peut être parfaitement sentie à travers les téguments et d'autant mieux que toute la portion du rebord orbitaire supérieur située en dedans d'elle est lisse et arrondie, tandis que la partie placée en dehors devient tranchante de plus en plus, à mesure qu'on se rapproche du sourcil.

En se guidant, pour découvrir le nerf, sur la petite apophyse ci-dessus, on peut déterminer sur le vivant le point mathématique de l'émergence du nerf. De là une sûreté et une rapidité dans l'exécution des divers temps opératoires que ne saurait fournir aucun autre point de repère.

On sait combien les opérateurs ont varié d'opinion sur

l'emplacement à donner à l'incision des parties molles, en vue d'atteindre le nerf sus-orbitaire.

Les uns ont pratiqué celle-ci au-dessous du sourcil, d'autres en plein sourcil et d'autres encore au-dessus du sourcil. La raison invoquée par les premiers était de prévenir le gonflement inflammatoire et ecchymotique résultant d'un trop grand rapprochement de la plaie à la base de la paupière. Cette crainte nous paraît pour le moins exagérée, et dans notre observation, moyennant deux points de suture métallique, nous avons obtenu la réunion immédiate la plus parfaite et la plus rapide, sans œdème ni ecchymose de la paupière supérieure.

Pour des raisons d'esthétique faciles à saisir aussi bien que pour se conformer aux règles générales de médecine opératoire qui veulent qu'on suive dans la découverte des organes le chemin le plus court et le plus sûr, l'incision pratiquée au-dessous du sourcil nous a paru mériter à tous égards la préférence.

Il est à noter que pendant l'opération nous n'avons eu à placer aucune ligature et que l'artère sus-orbitaire allongée, comme le nerf, jusqu'à la rupture, n'a pas fourni une goutte de sang. C'est encore un avantage de l'élongation sur l'incision et l'excision du nerf.

Pour pratiquer cette élongation, nous nous sommes servi d'un crochet à strabisme qui, comme on sait, présente, par suite de l'aplatissement de ses deux faces latérales, une espèce de crête arrondie du côté de sa concavité.

C'est à cette forme de l'instrument qu'a été due la rupture survenue, et non à la violence des tractions qui furent modérées. Pour obvier à cet accident nous nous sommes servi, lors de l'élongation du nerf sous-orbitaire sur la même malade, d'une sonde arrondie et recourbée ; la rupture du nerf fut ainsi évitée.

Pour mettre à nu le nerf sous-orbitaire nous avons eu recours à une incision oblique en bas et en dehors, de trois centimètres de long, en nous servant comme point de repère de la saillie du maxillaire qui fait suite au bord inférieur de l'os malaire.

Le seul vaisseau important ouvert fut la veine angulaire qu'il a suffi de saisir avec une pince à forcipressure pour arrêter le sang. Le reste de l'opération fut exsangue, et l'artère sous-orbitaire en particulier n'a donné lieu à aucune perte de sang. Grâce à la suture métallique employée, la réunion immédiate fut obtenue en quarante-huit heures. La cicatrice résultant de l'opération, bien que visible, est régulière, linéaire, et tend à s'effacer de jour en jour.

En somme, la double opération d'élongation des nerfs n'a été accompagnée ou suivie du moindre petit accident.

Je continue cette énumération d'observations d'auteurs français et étrangers par l'exposé de deux tentatives d'élongation dans des cas de lèpre anesthésique.

Élongation des nerfs dans la lèpre anesthésique.

OBSERVATION XXXIX. — (Gerald Bomford, M. D. de Londres, du service du Bengale.)

Ce fut le Dr Edward Laurie, à cette époque du Collège médical de Calcutta, actuellement professeur de chirurgie à Lahore, qui le premier attira l'attention du public médical sur la pratique de l'élongation des nerfs dans la lèpre anesthésique (1). L'opération a été faite depuis dans un nombre considérable de cas du même genre, mais ce n'est que dans quelques-uns seulement qu'il a été possible de suivre les malades de telle sorte qu'on ne peut encore, pour la majeure partie de ces observations, déterminer dans quelle mesure l'amélioration a persisté. L'observation suivante est rendue remarquable par ce fait que le nerf cubital se rompit complètement en travers, dès que l'on essaya les tractions, et que cet accident n'eut néanmoins aucune influence sur le résultat définitif.

Le malade, âgé de 40 ans, travaillant comme journalier sur les routes, entra au Charitable Dispensary de Pimla, le 5 août. Il se plaignit de n'avoir plus de force dans les mains, ce qui le gênait pour son travail. La main gauche était notablement affaiblie et les muscles desservis par le cubital étaient tellement atrophiés qu'ils avaient presque disparu; il ne pouvait serrer dans sa main un objet qu'avec très peu de force. Il existait aussi une anesthésie complète de la région cubitale du poignet et de la main gauche. Du côté de la main droite, il y avait une anesthésie trés prononcée de la zone cubitale, mais l'affaiblissement musculaire était beaucoup moindre que celui du côté gauche, quoique l'étreinte de cette main fût elle-même positivement faible. On pouvait sentir à travers la peau, au-dessus du coude, le nerf cubital droit sous forme d'un

(1) Indian Medical Gazette, sept. et oct. 1878.

cordon uniformément épaissi. Plus haut, dans le tiers supérieur du bras, il était gros comme le médius, tandis qu'un peu plus bas, à un pouce du condyle, à peu près, il diminuait subitement de volume et se trouvait avoir la même grosseur que le nerf du bras droit.

L'opération fut faite le 6 août. Le nerf du bras droit fut facilement mis à nu et, sauf le volume, présenta un aspect normal. Après l'avoir bien distendu et incisé longitudinalement, la plaie fut suturée au catgut et pansée à la gaze antiseptique. L'opération fut faite de ce côté et sur le bras gauche avec toutes les précautions de la méthode de Lister. Le cubital du côté gauche avait à peine l'aspect d'un nerf. Il était fortement épaissi et noueux et adhérait tellement aux tissus ambiants que l'on eut beaucoup de peine à le soulever hors de sa gaine pour passer le doigt au-dessous de lui. Lorsque cette difficulté eut été surmontée, à la première tentative d'extension du nerf, il se rompit au point indiqué plus haut, c'est-à-dire là où il diminuait brusquement de volume. Après cet accident, je séparai aussi loin que possible les deux bouts du nerf des tissus auxquels ils adhéraient, je les réunis au moyen d'une ligature ordinaire de fort catgut et pansai la pièce comme ci-dessus.

Résultat. — Du côté droit, l'opération parut rendre complètement à la main sa sensibilité, et la force musculaire revint rapidement, si bien que le malade, avant de quitter l'hôpital, serrait la main avec autant de force que la plupart des hommes. Le pansement fut défait pour la première fois le 13 août, une semaine après l'opération ; on trouva la plaie complètement guérie du côté gauche, la sensibilité commença à se rétablir deux jours après l'opération (le 8 août) : ce jour-là, elle était bien marquée sur le côté cubital de l'annulaire. Depuis ce moment on put constater chaque jour une notable augmentation de la zone de sensibilité. Comme le patient se plaignait de souffrir de ce bras, le pansement fut enlevé le 12 août. La plaie était bien fermée, sauf au centre, où la suture avait produit un peu d'inflammation qui disparut lorsqu'on l'eut enlevée. Quelques jours après, l'incision s'était cicatrisée complètement. Le 17 août, la sensibilité était revenue dans toute l'ancienne zone d'anesthésie, à l'exception de l'extrémité du petit doigt. Le malade pouvait serrer très bien la main, quoiqu'il y restât encore une évidente faiblesse des muscles. Comme il était impatient de reprendre son travail, on lui permit de quitter l'hôpital à cette époque. Je ne l'ai pas revu depuis, mais il travaille actuellement (30 novembre) sur les routes, et ses amis disent qu'il est tout à fait rétabli. (Fort William, Calcutta. The Lancet du samedi 26 février 1881. n° IX.)

OBSERVATION XL. — (E. LAWRIE, professeur de chirurgie à
Lahore (1).)

Kouda, indien cooly de Gujerat, âgé de 30 ans, fut admis à Mayo hospital (Lahore), le 30 novembre 1880 pour une lèpre anesthésique; il existait des plaques d'anesthésie sur le front et les membres, marquées surtout dans la zone cubitale des mains, sur les jambes et sur le dos des pieds; les mains étaient affaiblies et le malade avait perdu la faculté de serrer, au point de n'avoir pu travailler depuis six mois. Après administration de chloroforme, on fit la distension des deux cubitaux et des deux sciatiques ; tous ces nerfs étaient épaissis, le cubital gauche était en partie ramolli et le sciatique gauche adhérait à l'aponévrose du biceps. On employa la méthode de Lister dans le traitement de la blessure qui guérit par première intention. L'état du malade s'améliora rapidement après l'opération ; le premier signe d'amélioration que le malade remarqua lui-même fut le retour de la puissance musculaire dans les mains, d'une façon si marquée, qu'au bout de quelques semaines il se sentit capable de travailler et demanda avec instance à quitter l'hôpital. Les résultats que l'on constata à sa sortie furent les suivants : il avait recouvré la force musculaire dans les mains et la sensibilité était revenue quoique incomplètement dans toutes les anciennes plaques anesthésiques des mains, des jambes et des pieds.

(1) The Lancet, Saturday, March 12, 1881.

Ataxie locomotrice.

Je ne pourrai mieux raconter le cas du plus haut intérêt de M. Debove, qu'en le publiant in extenso, tel qu'il a été communiqué à la Société médicale des hôpitaux par le savant clinicien; cette belle observation est d'ailleurs accompagnée des cas de Langenbuch, d'Esmarch et d'Erlenmeyer, qui ont tant fait parler d'eux :

De tous les symptômes de l'ataxie locomotrice, un des plus importants, pour ne pas dire le plus important, ce sont les douleurs fulgurantes. Elles nous intéressent à un double point de vue, elles constituent un signe pathognomonique de la maladie et atteignent une intensité telle qu'elles font subir un long martyre aux malheureux tabétiques. Aussi, ne tardant pas à reconnaître l'inanité des moyens curatifs, demandent-ils tout au moins un allégement à leurs souffrances. Dans ce but, on use généralement, et nous pouvons même dire, on abuse des injections sous-cutanées de morphine ; et, lorsque les malades présentent des crises quotidiennes, ils absorbent des quantités énormes de ce médicament; ils demeurent constamment sous son influence. Dans notre service de Bicêtre, parmi nos ataxiques, il en est quatre qui prennent quotidiennement 16 centigrammes de morphine au moins. Nous disons au moins, parce que nous croyons savoir qu'un certain nombre d'entre eux, malgré la surveillance exercée, arrivent à se faire des injections sous-cutanées en dehors de celles prescrites par le médecin.

Les opiacés n'agissent que d'une façon temporaire ; il faut en continuer l'usage et en augmenter constamment les doses, les malades s'accoutumant à leurs effets ; on produit ainsi tous les phénomènes du morphinisme.

Cette triste situation devait engager les médecins à chercher quelque autre remède aux crises tabétiques ; elle détermina Langenbuch (1) à pratiquer sur un ataxique l'élongation des nerfs. Ce procédé avait déjà été employé avec succès par les chirurgiens pour combattre certaines névralgies, il était naturel de l'essayer dans les cas qui nous occupent. L'opération amena non seulement la cessation des douleurs, mais fit disparaître les phénomènes d'incoordination motrice. Nous rapportons, en l'abrégeant, l'observation de Langenbuch.

OBSERVATION XLI.

K..., âgé de 40 ans, présente depuis plusieurs mois tous les phénomènes de tabes dorsal : douleurs fulgurantes dans les quatre membres, signe de Romberg, troubles typiques de la sensibilité, incoordination motrice des membres inférieurs, sensations de constriction, absence de réflexe rotulien, myosis. Les douleurs fulgurantes étaient d'une violence extrême et avaient pour siège principal le sciatique gauche. Le 13 septembre, Langenbuch,

(1) Langenbuch. Ueber Dehnung grosser Nervenstämme bei Tabes dorsalis. Berliner klin. Wochens., 1879, n° 48.

après chloroformisation, pratique l'extension violente de ce nerf.
Au réveil, on constate non seulement une disparition des douleurs dans le domaine du sciatique, mais une paralysie motrice et
sensitive du même territoire; elle disparut les jours suivants sans
retour des douleurs. La plaie guérit en peu de jours et l'on put,
le 25 septembre, pratiquer d'autres élongations. En une seule
séance, on élongea les deux nerfs cruraux et le sciatique droit; les
trois plaies guérirent rapidement. Les douleurs disparurent; la
motilité et la sensibilité, d'abord paralysées, furent rapidement
restaurées. Lorsque le malade fit ses premières tentatives de marche, il put reconnaître la nature du sol foulé par ses pieds; peu à
peu la marche s'améliora et l'on constata un phénomène tout à
fait inattendu, l'incoordination motrice avait disparu. Peu de temps
après, le malade quitta l'hôpital; mais Langenbuch le revit et put
constater qu'il n'y avait plus, dans les membres inférieurs, ni incoordination motrice, ni troubles de la sensibilité; K... accusait
seulement de la faiblesse et de la douleur dans les bras.

Ultérieurement, dans une brève communication au
Congrès des chirurgiens de Berlin (1), Langenbuch nous
apprend que son malade est mort dans une attaque d'épilepsie (probablement par le chloroforme). A ce moment,
on se proposait de pratiquer l'élongation des nerfs du
bras à cause des douleurs qui persistaient dans les membres supérieurs. L'auteur ne nous dit point à quelle époque a succombé le malade, nous ignorons donc combien
de temps la guérison s'est maintenue ou plus exactement combien de temps s'est maintenue la modification

(1) Neunter Congress der deutschen Gesellschaft für Chirurgie in
Berlin, 8 avril 1880. — Deutsche medicinische Wochenschrift, 1880,
p. 259.

si heureuse obtenue dans les membres inférieurs. Nous savons encore, par une communication du mémoire d'Erlenmeyer, que la moelle de ce malade, mort dans le service de Westphall, a été recueillie ; nous pouvons donc espérer que ses lésions seront étudiées et décrites.

Un autre fait d'élongation de nerf sur un ataxique a été cité par Esmarch (1). Ce chirurgien, à l'occasion d'une communication de Crédé sur l'élongation des nerfs rapporte que :

OBSERVATION XLII.

Récemment, dans un cas de tabes dorsal, diagnostiqué par le professeur Quincke, alors que l'avant-bras était le siège de douleurs atroces, il pratiqua, dans le creux axillaire, une forte élongation des nerfs. Le résultat fut des meilleurs, puisque les douleurs et l'incoordination motrice disparurent également dans les jambes.

Nous regrettons vivement de ne pas avoir plus de détails sur l'histoire clinique du malade, sur le mode opératoire suivi par le chirurgien, et surtout sur la durée de la guérison. Nous ferons remarquer que cette observation est encore plus extraordinaire au premier abord que celle publiée par Langenbuch, puisqu'il a suffi d'élonger les nerfs d'un seul membre pour voir disparaître dans les autres les douleurs et l'incoordination motrice.

La troisième observation d'élongation des nerfs prati-

(1) Ermarch. Deutsche méd. Wochenscrift, 1880, nᵒ 19, et Centralblatt für Nervenheilkunde ; 1880, nᵒ 10.

quée sur un tabétique a été publiée par Erlenmeyer (1).
Cet auteur cite d'abord les faits que nous venons de rapporter ; il les accompagne de commentaires intéressants,
il rapporte en outre un nouveau fait qui lui est personnel,
mais où le résultat fut loin d'être aussi satisfaisant que
dans les cas de Langenbuch et d'Esmarch. La malade
n'avait plus de douleurs fulgurantes qu'à des époques
éloignées, au moment de l'opération ; aussi fut-elle pratiquée dans le but de remédier à l'incoordination motrice.
La marche et la station étaient devenues impossibles, il
y avait de la paralysie de la vessie et tous les signes du
tabes dorsal. Nous rapportons cette observation en l'abrégeant.

OBSERVATION XLIII.

P..., âgé de 30 ans. En 1872 commencent les douleurs fulgurantes attribuées d'abord au rhumatisme. En juillet 1878, l'incoordination devient évidente et, au mois de septembre de la
même année, le malade ne pouvait plus marcher sans canne ; en
juin 1879, la marche et la station étaient impossibles. Incoordination extrême des deux membres inférieurs, diminution de la sensibilité des deux membres, absence de notions sur leur situation,
perte des réflexes rotuliens.

Le 22 juin 1880, après chloroformisation, on met à nu le sciatique droit au niveau de l'échancrure sciatique; le saisissant avec
les doigts, on lui fait subir une forte élongation, on le tord ensuite
et le maintient quelques minutes dans cette position. On évalue
l'extension à 6 ou 7 centimètres. La plaie guérit par première intention.

(1) Erlenmeyer. Zur Dehnung grosser Nervenstämme bei Tabes Dorsalis, Centralblatt für Nervenheilkunde, 1880, no 21, p. 441.

Le 3 juillet, on fit une opération analogue sur le sciatique gauche. Entravée par un érysipèle et une fièvre vive, la guérison de la plaie ne fut obtenue que le 16 août.

A la suite de cette opération, les troubles de la sensibilité et l'incoordination motrice n'avaient point varié ; il n'y avait toujours pas de réflexe rotulien. La force musculaire était augmentée dans les jambes, le malade pouvait se tenir adossé à la muraille, ce qui jusque-là avait été impossible.

On voit que le résultat obtenu est loin d'être comparable à ceux indiqués précédemment ; Erlenmeyer est tenté d'admettre que l'élongation n'a été ni assez forte ni assez prolongée.

Ces diverses observations nous ont donné l'idée de faire une tentative d'élongation sur un des ataxiques de notre service, tentative que vous excuserez, si vous voulez bien vous rappeler la triste situation des ataxiques et dans quelles limites restreintes nous pouvons y porter remède.

Le sujet que nous avons choisi était arrivé à une période avancée de son mal ; il avait des douleurs fulgurantes atroces dans les quatre membres, douleurs revenant par accès quotidiens ; l'incoordination était telle que le malade, depuis dix-huit mois, était obligé de garder le lit. Voici les principaux traits de son histoire :

OBSERVATION XLIV.

Louis A... (salle Saint-André, n° 7), âgé de 56 ans. Pas de maladies antérieures et, notamment, pas de syphilis. En 1874, il ressentit dans les deux jambes des douleurs très violentes présentant un caractère très évident de fulguration. Six semaines après le début de ces douleurs, apparaissaient les premiers phénomènes d'incoordination et presque simultanément des douleurs fulgurantes dans les membres supérieurs qui, jusqu'à ce jour, n'ont jamais présenté d'incoordination.

Au commencement du mois de novembre 1880, le malade se trouvait dans l'état suivant : crises douloureuses, atroces, caractérisées par des douleurs fulgurantes dans les membres inférieurs et les membres supérieurs ; elles ne suivent pas nettement le trajet d'un nerf déterminé. Elles reviennent plus fortes la nuit et, depuis plusieurs années, le malade n'a jamais passé vingt-quatre heures sans les ressentir ; elles sont calmées par des injections répétées de morphine (16 centigr. par jour). Tous les huit ou quinze jours, des crises douloureuses gastriques, uréthrales et vésicales (légère cystite) viennent s'ajouter aux tortures de ce malheureux ; elles durent ordinairement plusieurs jours.

L'incoordination motrice est limitée aux membres inférieurs ; elle est portée à un degré tel que, depuis dix-huit mois, A... n'a pu quitter le lit ; lorsqu'on essaye de le lever, il ne peut se tenir debout et s'affaisse sur lui-même ; lorsqu'on essaye, dans le décubitus dorsal, de faire exécuter certains mouvements des membres inférieurs, ceux-ci présentent des signes d'une incoordination motrice arrivée au plus haut degré. A... perd ses jambes dans son lit, ne peut reconnaître leur situation que par la vue ou le palper. Les membres inférieurs sont très amaigris, réduits, au dire du malade, au tiers de leur volume primitif. Absence de réflexe rotulien des deux côtés.

Aux membres supérieurs, le seul trouble noté est l'existence de douleurs fulgurantes.

Myosis très marqué des deux pupilles, qui sont égales ; il n'y a pas de troubles de la vision, comme le montrent les occupations habituelles du malade (il gagne quelque argent à enfiler des perles). Il n'y a jamais eu de paralysie des muscles de l'œil.

La sensibilité cutanée est émoussée notamment aux membres inférieurs ; nous n'avons nulle part trouvé de plaques d'anesthésie.

Diverses raisons nous ont déterminé à pratiquer l'élongation d'un nerf chez ce malade. D'abord l'ataxie locomotrice se présentait avec des caractères d'une évidence telle qu'il était impossible de supposer une erreur de diagnostic. En second lieu, les douleurs fulgurantes avaient une intensité qui autorisait pour ainsi dire toute tentative thérapeutique, et le malade les provoquait en demandant un allégement à ses souffrances, à quelque prix qu'on pût l'obtenir. Disons enfin que, pratiquant une opération encore peu usitée, faisant une sorte d'expérience dont les résultats ne pouvaient pas être prévus d'une façon certaine, nous avons choisi, de préférence, un ataxique qui paraissait condamné pour toujours à rester confiné au lit.

L'opération fut faite en notre présence, le 18 novembre, par notre excellent collègue et ami le Dr Gillette, chirurgien de Bicêtre; nous sommes heureux de témoigner de l'habileté avec laquelle elle fut conduite.

Le nerf sciatique gauche fut mis à nu à la partie postérieure et moyenne de la cuisse, saisi avec les doigts et à deux reprises élongé violemment et brusquement. On fit un pansement antiseptique. A la suite de l'opération, on ne constata de paralysie, ni de la motilité, ni de la sensibilité dans le domaine du nerf élongé.

Le lendemain de l'opération, le malade n'avait pas ressenti de douleurs fulgurantes, mais seulement quelques douleurs au voisinage de la plaie et dans la région du grand trochanter, bien différentes, disait-il, par leur peu d'intensité, des douleurs fulgurantes; il accuse aussi des sensations anomales, une sorte de fourmillement qui, débutant par moment dans le membre opéré, s'étend ensuite dans le membre droit.

Le 20 septembre, le malade n'avait toujours pas eu de douleurs ni dans les membres inférieurs, ni dans les membres supérieurs ; il affirme qu'il a maintenant la notion exacte de la situation de ses jambes. La sensibilité est plus vive, d'une façon très évidente ; le malade sent incomparablement mieux quand on le pique aux membres inférieurs ; cette sensibilité nous paraît normale (ni anesthésie, ni hyperesthésie). Lorsqu'on fait mouvoir les membres dans le lit, lorsqu'on ordonne un mouvement intentionnel, il existe encore de l'incoordination, mais elle est très peu marquée aussi bien dans le membre droit que dans le membre gauche.

Le 26 novembre. Le malade peut se tenir debout, soutenu par deux infirmiers ; il fait quelques pas : nous lui faisons faire une dizaine de pas à l'aide d'un chariot employé à Bicêtre par un grand nombre d'ataxiques. (C'est un chariot à roulettes, dont le malade saisit les deux côtés ; grâce aux points d'appui fournis aux membres supérieurs, la marche est possible pour nombre d'ataxiques qui, sans cet ingénieux appareil, seraient condamnés à l'immobilité.)

Le 1er décembre. Le malade est pris de vomituritions bilieuses et d'une sensation de constriction abdominale. Ces phénomènes se produisent encore en s'atténuant le 2 décembre pour disparaître le 4 décembre. Autrefois le malade, lors de ses crises gastriques, avait des vomissements bilieux, de la dyspnée, une sensation de constriction de l'addomen, des douleurs fulgurantes dans les membres et des douleurs extrêmement pénibles à la région épigastrique. On voit donc que la crise gastrique s'est singulièrement atténuée.

Le 10 (trois semaines après l'opération). Il n'y a pas eu de douleurs fulgurantes, le malade sent bien ses jambes dans son lit, leur sensibilité est normale, les mouvements sont améliorés à un degré tel que le malade exécute avec les jambes des mouvements assez compliqués ; il n'y a plus que des traces d'incoordination motrice. A... peut se tenir debout, faire quelques pas, appuyé sur un aide.

Ces tentatives sont fort restreintes, car la plaie n'est pas encore guérie. On constate toujours le myosis et l'absence de réflexes rotuliens.

Nous vous demandons la permission d'insister sur certains détails de l'opération et sur ses résultats.

L'opération fut faite sans chloroforme, et la raison qui nous en a empêché est un fait classique tout au moins pour les physiologistes. Quand on excite très violemment un nerf, on produit un arrêt de la respiration et de la circulation, arrêt tout momentané, il est vrai, mais qui pourrait devenir définitif sur un sujet chloroformé. Ce danger nous paraît d'autant plus à craindre que l'élongation d'un nerf est vraisemblablement une des excitations les plus fortes auxquelles il puisse être exposé. Nous ne demandons du reste qu'à être convaincu d'erreur et à être persuadé que le chloroforme ne présente pas ici plus de danger que dans toute autre circonstance. C'est un point sur lequel les chirurgiens nous fourniront des détails intéressants, nous ne voudrions pas empiéter sur leur domaine.

L'élongation n'a pas été aussi douloureuse qu'on pourrait l'imaginer, le malade ne s'est point débattu et a seulement poussé deux petits cris. Il faut noter que nous avions affaire à un sujet morphinisé à haute dose, qui a habituellement des douleurs atroces dans les membres. Cette opération, au point de vue de la douleur, ne l'a pas fait souffrir, nous disait-il, la centième partie de ce qu'il souffre lors de ses crises. Cette affirmation donne bien une idée de l'extrême violence des douleurs fulgurantes et paraît justifier les tentatives thérapeutiques, celles mêmes qui, au premier abord, paraissent les plus hardies.

Il n'y a pas encore cicatrisation. Cette lenteur est peut-être accidentelle, mais elle tient peut-être aussi au trouble de l'innervation des membres inférieurs. Il n'y aurait rien d'extraordinaire à ce que la réparation des tissus se fît plus lentement chez les ataxiques, lorsque les plaies siégent sur des membres envahis par les douleurs fulgurantes.

Le résultat obtenu a dépassé tout ce que nous pouvions espérer. Les douleurs fulgurantes ont absolument disparu, non seulement dans le membre opéré, mais dans le membre du côté opposé et dans les membres supérieurs; il faut rappeler qu'elles ne laissaient jamais 24 heures de trève.

La sensibilité cutanée a été restaurée et paraît aujourd'hui tout à fait normale.

La sensibilité musculaire ou articulaire (suivant les théories) a été aussi profondément modifiée, puisque le malade sent ses membres et a des notions plus exactes sur leur situation. Nous disons plus exactes, parce que, lorsqu'on croise les membres légèrement, il arrive encore parfois au malade de se tromper sur leur situation respective.

L'incoordination a diminué de telle façon qu'il a été possible au malade de se tenir debout, appuyé sur un infirmier, et de faire quelques pas dans les conditions que nous avons indiquées précédemment, chose qui lui était autrefois absolument impossible. Une circonstance, du reste, gêne ici singulièrement la marche, c'est l'atrophie des masses musculaires; les mollets ont presque disparu et les jambes sont de véritables fuseaux.

Les réflexes tendineux font toujours défaut; le myosis des pupillesn'a point varié.

En un mot, les phénomènes tabétiques n'ont pas disparu, mais ils se sont modifiés d'une façon prodigieuse, et cette modification est d'autant plus digne d'intérêt que nous avons pris un malade arrivé à la dernière période, à la période paralytique, chez lequel existaient non seulement tous les phénomènes tabétiques, mais chez lequel ils avaient atteint la plus haute intensité.

Nous tenons à établir que nous n'avons nullement exagéré les bienfaits de l'élongation ; ils ont été constatés non seulement par nous, par M. Gillette, notre collègue, mais par M. Charcot et M. Bouchard. Notre éminent maître M. Charcot a même présenté le sujet de notre observation à ses conférences cliniques de la Salpêtrière. Le témoignage de M. le professeur Bouchard avait pour nous une importance particulière, puisque, précédemment médecin de Bicêtre, il avait eu deux années le malade dans son service.

Notre observation diffère de celles publiées jusqu'à ce jour par quelques points utiles à faire ressortir.

Langenbuch a élongé les nerfs avec une évidence telle qu'il en résulta une paralysie mōmentanée de la motilité et de la sensibilité; la modification obtenue fut limitée aux nerfs sur lesquels on avait agi, puisqu'on se proposait, au moment où le malade mourut, d'élonger les nerfs des membres supérieurs. Dans notre fait, l'élongation a

été moindre, puisqu'il n'en est point résulté de paralysie
et il a suffi d'agir sur un seul nerf, le sciatique, pour faire
disparaître les douleurs et l'incoordination dans le domaine des autres nerfs.

L'opération faite par Esmarch est certainement celle
qui a donné les résultats les plus brillants, puisque, avec
l'élongation des nerfs dans le creux axillaire, il fit disparaître toutes les douleurs fulgurantes et toute l'incoordination. Nous n'avons malheureusement qu'un trop court
extrait de cette observation.

Erlenmeyer n'a obtenu, comme on l'a vu précédemment, que des résultats peu encourageants. Son malade
était peut-être arrivé à une période trop avancée, il n'avait
même plus de douleurs fulgurantes, ce qui indique une
destruction profonde.

OBSERVATION XLV. — (Personnelle.)

Le 10 décembre dernier, M. Debove avec le concours de M. Gillette a tenté un nouvel essai sur un ataxique qui, encouragé par
la guérison de son camarade, réclamait lui-même l'opération. Cet
homme, âgé de 52 ans, a contracté la syphilis en 1855; il fait remon-
ter ses premiers accidents à l'année 1858: à cette époque, il ressentait à intervalles éloignés dans les deux jambes des douleurs qui
persistaient pendant douze heures.

En 1867, à la suite d'une grande fatigue, il ressentit sa première
crise gastrique. Au moment de l'opération, le malade se plaint de
douleurs fulgurantes incessantes avec exacerbations occupant les
membres supérieurs, il a perdu le sommeil et l'appétit. On élongea
le médian et le radial droit, du côté où les douleurs présentaient
le plus d'intensité. Le manuel opératoire très simple adopté par

M. Gillette est le suivant : une incision de 7 centimètres environ est faite sur le trajet du faisceau nerveux qui est mis à découvert, une sonde cannelée est passée sous les nerfs à élonger, le côté convexe de la sonde étant tourné vers le nerf ; puis, l'instrument étant soulevé par ses deux extrémités, des tractions sont exercées perpendiculairement à l'axe du nerf, avec assez de force pour soulever celui-ci de 5 à 6 centimètres. On peut dire au sujet de ces tractions qn'elles peuvent être pratiquées sans crainte de rupture ; quelques expériences faites sur le cadavre ont montré qu'une force de 42 kil. est nécessaire pour rompre le radial, les tractions faites sur le vivant restent bien au-dessous de ce chiffre. L'opération est terminée par quelques points de suture à la peau et un pansement phéniqué. La réunion, chez le malade qui nous occupe, a eu lieu par première intention.

Chez ce malade comme chez le premier, les douleurs fulgurantes ont considérablement diminué dans le membre supérieur droit et disparu dans le membre supérieur gauche, ainsi que dans les membres inférieurs. L'anesthésie plantaire a beaucoup diminué du côté gauche ; enfin, l'incoordination motrice a été très améliorée ; la marche est devenue possible sans appui. Le malade a recouvré un sommeil régulier ; il refuse la morphine et affirme que « ses douleurs actuelles ne sont rien auprès de celles qu'il endurait auparavant. »

Le résultat de ces deux opérations est assez remarquable pour être soigneusement enregistré. Si le procédé n'est qu'un palliatif qui, selon toute vraisemblance, n'enraye pas la marche de l'ataxie, les deux exemples précédents prouvent du moins son efficacité contre deux phénomènes importants de la maladie, la douleur et les troubles du mouvement et peut-être aussi ceux de la sensibilité. En effet, immédiatement après l'opération, le malade s'aperçut à son réveil qu'il y avait une diminution de sa sensibilité ; il distinguait bien le chaud et le froid, mais son drap lui donnait à la main droite la sensation du sable (même phénomène pour le quatrième et le cinquième doigt de la main gauche).

Depuis ce temps le résultat favorable qui a été constaté après l'opération s'est considérablement amoindri. A l'époque actuelle, les douleurs, bien qu'elles n'aient plus le caractère fulgurant, sont encore vives, elles siégent dans la cicatrice de la plaie, dans les deux épaules et dans le bras gauche à l'endroit correspondant à la cicatrice; elles surviennent soir et matin, puis elles se calment une demi-heure après les injections de morphine auxquelles on a dû avoir recours de nouveau. Tous les deux ou trois mois, le malade éprouve des crises violentes, de véritables douleurs fulgurantes qui durent vingt-quatre heures et sur lesquelles la morphine n'a pas d'action.

Les crises gastriques n'ont pas diminué, les vomissements surviennent environ quatre fois par semaine soir et matin, et coïncident avec les douleurs. Le soir ils sont alimentaires, le matin le malade étant à jeûn ils sont biliaires.

Les troubles de nutrition de l'ataxie continuent leur marche : depuis l'opération, sept dents du maxillaire supérieur sont tombées sans douleur ; deux fistules se sont établies au niveau de la deuxième molaire et, la voûte palatine ayant été perforée, le malade éprouve une gêne considérable quand il prend ses aliments qui tendent à refluer dans les narines ; depuis l'opération enfin, le malade marche plus mal, la maigreur de ses jambes s'est accentuée, il éprouve du vertige de temps en temps ainsi que des bourdonnements d'oreilles, la pupille de l'œil droit est contractée. Le malade serre faiblement avec la main droite et avec la main gauche; ses sphincters sont toujours relâchés.

OBSERVATION XLVI. — (Dʳ Sury Bienz. Communiquée à la Société de médecine de Bâle.)

Sur un cas d'élongation des nerfs dans l'ataxie.

Sur un homme âgé de 33 ans, atteint d'ataxie caractérisée par des troubles de la locomotion, une constriction en ceinture, des douleurs violentes, le professeur Socin entreprit l'élongation

du sciatique droit. La blessure ne guérit pas par première intention malgré le pansement de Lister ; le résultat fut néanmoins
brillant, les douleurs du côté droit disparurent complètement ;
elles persistèrent à gauche, et l'on se décida à opérer de ce côté.
Quinze jours après cette seconde opération, la mort survint subitement ; l'autopsie démontra qu'elle était due à de nombreuses em-
bolies pulmonaires ayant pour point de départ une thrombose de
la veine crurale droite, au creux poplité.

L'auteur pense que l'élongation des nerfs a un grand avenir,
non seulement dans l'ataxie, mais dans d'autres maladies de la
moelle, spécialement dans les affections spasmodiques (*Deutsch Me-
dicinal Zeitung*, n° 1, 1881).

Schüssler de Brème a obtenu une guérison compléte à
la suite de l'élongation du sciatique dans un cas de tabes
dorsalis.

Je crois qu'il n'est pas inutile de faire suivre ces pages
des procédés opératoires indiqués par P. Vogt pour la
mise à nu et l'élongation des principaux nerfs.

Ces procédés qui diffèrent souvent de ceux qui sont indiqués dans nos ouvrages, pourront être comparés aux
nôtres.

Procédés opératoires pour découvrir les principaux nerfs.

L'Extrémité supérieure.

1° *Avant-bras.*

Les parties de l'avant-bras dans lesquelles le nerf peut
être facilement découvert doivent être d'abord examinées;
on doit chercher si des troubles n'ont pas atteint les extrémités nerveuses dans les doigts et la main ou s'il n'y
a pas une lésion directe du nerf à l'endroit que l'on choisit.
On ne peut prendre que le médian et le cubital; le rameau du radial qui, à l'avant-bras, se trouve couché sur
un lit superficiel formé par les tendons des fléchisseurs est
un rameau superficiel presqu'exclusivement sensitif qui
chemine avec l'artère radiale le long du bord interne du
muscle long supinateur, mais qui se divise à une plus ou
moins grande distance au-dessus de l'articulation du
poignet en rameau marginal et en rameau dorsal, de telle
sorte que sa recherche en cet endroit n'est pas certaine
et en outre n'atteint jamais qu'une partie de l'expansion

périphérique du radial. Pour nous orienter sur la position du médian et du cubital, nous représentons dans la fig. 1, sur le carpe et l'avant-bras les proéminences osseuses et les saillies des tendons qui, sous la peau, sont visibles et sensibles au toucher.

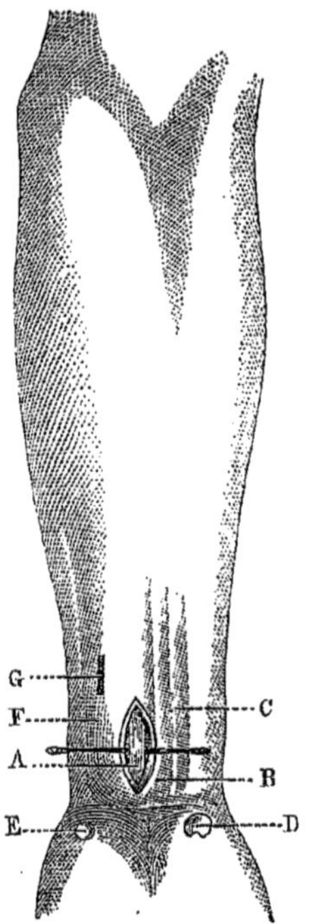

FIGURE 1

Nerf médian. — A la base de la partie charnue du pouce se présente la proéminence de l'éminence radiale du carpe (émin. thénar) (D) qui correspond à la tubérosité du scaphoïde et du trapèze. Nous trouvons au-dessus de cette saillie le relief du tendon du fléchisseur du grand palmaire (C) sur le côté externe duquel on reconnaît l'artère radiale, et nous rencontrons plus haut encore le fin rameau sensitif du nerf radial ; à côté du fléchisseur du grand palmaire, on remarque dans les mouvements de la main le cordon dur et mince du tendon du palmaire (palmaire grêle ?) dans toute l'étendue du tiers inférieur de l'avant-bras et peut-être aussi à sa partie moyenne (B). A cet endroit, si l'on fait une incision à la partie moyenne, on met toujours le nerf à nu ; on peut facilement l'attirer au dehors avec une sonde cannelée (A) et faire ensuite l'élongation avec les doigts.

Nerf cubital. — Au tiers inférieur de l'avant-bras, nous trouvons de même, immédiatement sous la peau et l'aponévrose le nerf cubital (G) sur le bord externe du tendon du fléchisseur du carpe cubital (cubital antérieur). La saillie de ce tendon qui se dessine de l'éminence hypothénar (E) à l'os pisiforme peut en général être suivie plus haut sous la peau où elle présente l'apparence d'un mince cordon résistant (F) ; cependant on ne rencontre pas toujours en cette endroit le nerf cubital complet, car le rameau dorsal passe au-dessus de l'articulation du poignet à des hauteurs variables.

On trouve plus sûrement à l'avant-bras le médian entier entre les tendons des fléchisseurs, tandis que le cubital et surtout le radial se découvrent surtout au bras.

2 Bras.

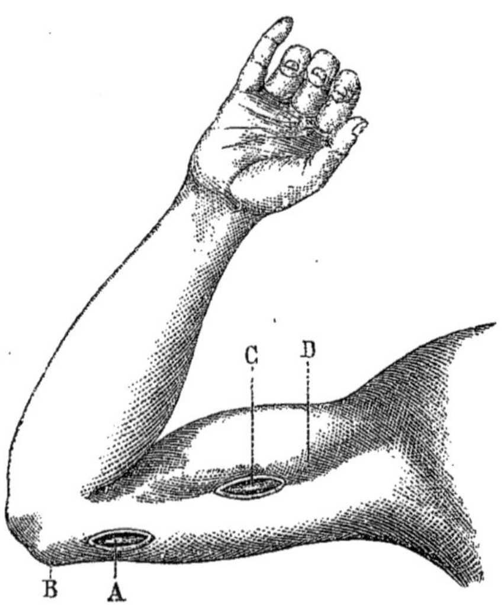

Figure 2

Nerf cubital.—Nous trouvons ce nerf (A) dans la position du bras représentée par la fig. 2 à deux travers de doigt au-dessus de l'épitrochlée (B), à l'aide d'une large incision faite sur la face interne du bras et intéressant seulement la peau et l'aponévrose superficielle. Restant à cette distance du condyle interne, nous nous trouvons assez éloigné de l'articulation pour que les parties molles et superficielles de la plaie n'aient à craindre aucun préjudice en cette région.

Nerf médian.— A la partie moyenne du bras (fig. 2), nous trouvons sur le bord interne du biceps (D) sous la peau, presque sensible au toucher, le médian (C) qui est ici représenté découvert par une incision à la peau et à l'aponévrose.

Nerf radial. — La partie où l'on peut trouver le nerf radial avec le plus de certitude et le moins de délabrement possible siège sur le côté externe du bras, fig. 3, à égale

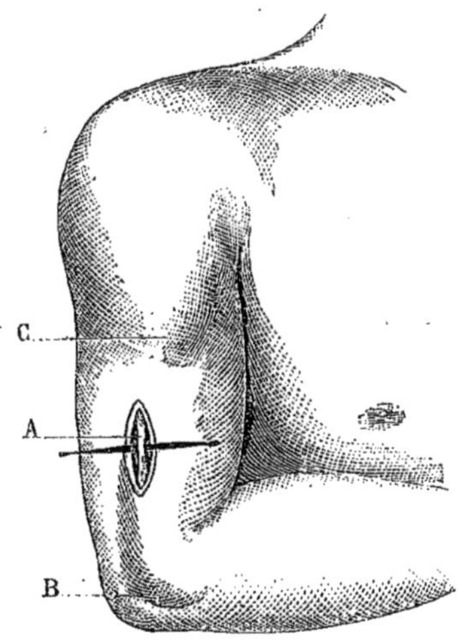

FIGURE 3

. distance du condyle externe de l'humérus (B) et de l'insertion du deltoïde (C) sur la face externe du bras, au-dessous de la coulisse bicipitale externe (bord externe de la gouttière de torsion); on fait à la peau et à l'aponévrose une incision de 4 centimètres. Le doigt introduit dans la plaie peut sentir le nerf radial qui, pressé contre l'humérus, roule de côté et d'autre comme une corde résistante. En cet endroit (A), entre le bord antérieur du triceps et le bord postérieur du biceps, on saisit sur la sonde cannelée quelques fibres du triceps pour les porter en arrière et avoir ainsi le nerf radial découvert dans une étendue notable. Cette façon d'écarter les fibres musculaires est préférable à l'emploi d'un instrument tranchant, car on s'exposerait avec un couteau à blesser l'artère radiale collatérale (récurrente radiale) ou à sectionner un petit rameau provenant de la radiale, le seul vaisseau important qu'on puisse rencontrer dans le voisinage.

Cette région, pour la recherche du nerf radial, est certainement préférable à celle qui est ordinairement indiquée et qui siége plus en haut et sous le triceps, car à part la grande profondeur où se trouve le nerf en cet endroit, ce qui rend l'orientation plus pénible, les lésions des vaisseaux sont encore plus à craindre, car on court le danger de léser l'artère brachiale profonde.

Les parties que j'ai indiquées jusqu'ici pour la mise à nu du médian, du radial et du cubital, sont toutes tellement superficielles qu'il suffit de protéger la plaie par un pansement antiseptique et qu'il n'est pas nécessaire d'établir un drainage dont l'utilité ne se fait sentir qu'un jour ou deux.

3° *Mise à nu du plexus brachial au cou.*

D'après les rapports anatomiques précis, il me paraît décidément avantageux, pour éviter un délabrement inutile, de ne pas se conformer, dans la recherche du plexus brachial, aux règles qui sont en usage pour découvrir et lier l'artère sous-clavière et de ne pas se livrer accès à travers les parties molles, mais de pratiquer directement une large incision sur le plexus brachial. Je représente quelques temps de cette opération dans les figures 4 et 5.

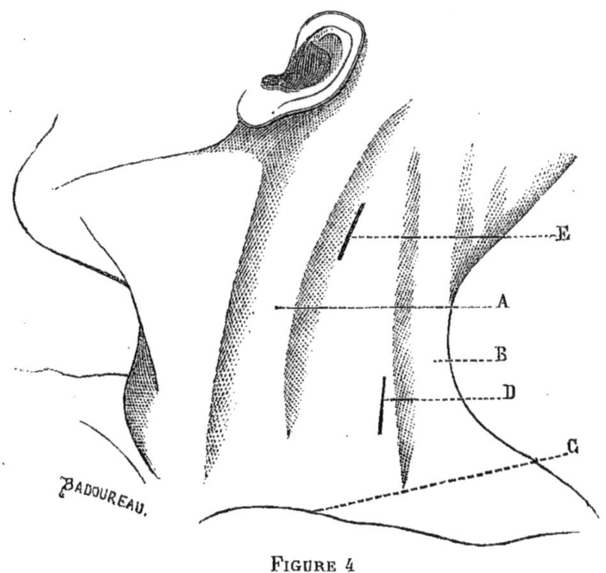

FIGURE 4

Le patient devra avoir le cou tendu de façon que l'épaule du côté où l'on veut chercher le plexus soit

saillante, tandis que la tête et la figure étant détournées
seront portées du côté opposé. On voit, dans cette position, chez les individus maigres, se dessiner fortement
les limites du grand triangle du cou ; mais à travers
un épais coussin de graisse, les mêmes détails se laissent
difficilement sentir. Ce triangle est formé en bas par la
clavicule (C), en avant par le bord postérieur du sterno-
cléido-mastoïdien (A) et en arrière par le bord antérieur
du muscle trapèze (B) (fig. 4). On peut facilement, en
comprimant avec les doigts la peau immédiatement au-
dessus de la clavicule, sentir le relief de la veine jugulaire qui chemine obliquement de l'angle de la mâchoire
inférieure au tiers moyen de la clavicule et l'éviter
ainsi sûrement en faisant l'incision. On fait alors sur le
bord antérieur du trapèze une grande incision (D) qui se
dirige vers le haut dans une étendue de 5 à 8 cent., de
façon que l'angle inférieur de la plaie soit éloigné de la
clavicule de trois travers de doigt. Cette incision comprend la peau et le peaucier. On fend ensuite l'aponévrose dans une étendue égale, on écarte les bords de la
plaie et l'on pénètre plus profondément avec des pinces
et un manche de bistouri. En arrière se trouve le bord
antérieur du trapèze duquel, en suivant le releveur de l'é-
paule (splénius) qui est situé tout contre, on arrive facilement au scalène postérieur qu'on rencontre en avant ; on
pénètre encore au-dessous de cette couche et, à la direction des fibres, il n'est pas difficile de reconnaître en avant
le corps grêle de l'homohyoïdien, tandis qu'en arrière
du bord antérieur du sterno-cleïdo-mastoïdien, on découvre la corde résistante du scalène antérieur. Dans
ce passage, on pénètre avec un instrument mousse et

le doigt, et l'on sent clairement le cordon du plexus brachial qui, à travers l'ouverture pratiquée sur l'aponévrose du cou, se présente aux yeux dans la profondeur, sous l'aspect du 3e côté du petit triangle dont les deux autres sont formés par le scalène et l'homohyoïdien. La figure 5 représente ces rapports sur

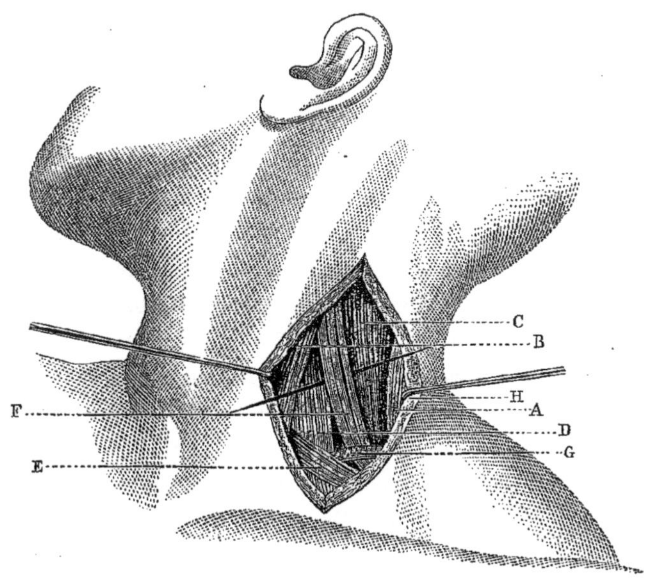

FIGURE 5

A. M. Trapèze. — B. M. Sterno-cléido-mastoïdien. — C. M. Scalène moyen. — D. M. Scalène antérieur. — E. M. Omohyoïdien. — F. Plexus brachial. — G. Artère cervicale transverse. — H. Artère cervicale superficielle.

une préparation anatomique. Pour tirer le plexus au dehors, on ne doit pas se servir du couteau dans une région si riche en vaisseaux ; mais lorsque les tissus

mous qui recouvrent le plexus ont été sectionnés, et lorsqu'on a écarté largement les parties environnantes avec
un instrument mousse exclusivement ou avec le doigt,
on peut saisir tout le plexus entre les doigts ou sur le
crochet mousse. Cette méthode pour chercher le plexus
a l'avantage d'éviter d'abord les blessures des vaisseaux,
excepté des petites artères cervicales superficielles qui
sillonnent le terrain de l'opération à la partie moyenne
et qu'on ne peut épargner, car on les sectionne avec le
premier feuillet de l'aponévrose (fig. 5, H); mais on peut
facilement prendre dans une ligature l'artère transversale du cou (cervicale transverse) (G) restée intacte
à l'angle inférieur de la plaie. En arrière de celle-ci,
cachée plus encore dans la profondeur, l'artère sous-
clavière n'est pas visible, de sorte qu'avec les doigts
nous pouvons facilement distinguer le cordon du plexus
des vaisseaux qui l'avoisinent et qui sont situés plus bas
à une assez grande distance. Ensuite on glisse sous le
plexus entier l'index recourbé en crochet; quand il a été
détaché des parties environnantes et qu'il se trouve ainsi
isolé, on incise la gaine du plexus dans la partie qu'on
a devant soi et on le débarrasse de cette gaine avec un
crochet, le doigt ou des pinces, de sorte que l'on peut
suivre, vers la partie supérieure, les filets isolés jusqu'aux
apophyses transverses des vertèbres cervicales et exécuter l'élongation dans les directions centripète et centrifuge. Après avoir remis en place les filets nerveux, on
établit dans la profondeur, jusqu'au plexus, un gros
drain à l'angle inférieur de la plaie et l'on fait un pansement antiseptique de façon que les deux parties sépa-

rées de la plaie, depuis la profondeur jusqu'aux lèvres, soient serrées l'une contre l'autre par une bande de protective dans la fosse sus-claviculaire. On accélère ainsi beaucoup la guérison. On peut plus tard, au moment de l'apparition des bourgeons, favoriser la fer-meture complète de la plaie par l'application d'une bandelette gommée croisée sur la région opérée, grâce à laquelle en deux jours souvent les lèvres bourgeon-nantes qui étaient séparées l'une de l'autre, s'accolent complètement, et on obtient ainsi une cicatrice linéaire mobile et hâtive, ce qui nous paraît un avantage ex-trême pour notre opération.

II. — Cou et tête.

Bien que nous ayons recherché au cou le plexus bra-chial, comme son élongation fait réellement partie de celles des membres supérieurs, nous avons voulu faire sa description en même temps que ces dernières. Nous pouvons dépeindre comme regardant absolument le cou la mise à nu du plexus cervical.

Après avoir fortement incliné la tête dans la direction opposée à celle de l'opération, on fait une incision de 5 cent. de longueur (fig. 4, E), à une distance de trois travers de doigt au-dessous de l'apophyse mastoïde, sur le bord postérieur du muscle sterno-cleïdo-mastoïdien. Nous nous trouvons, après avoir incisé la peau et l'apo-névrose, dans la région où se rencontrent le bord anté-

rieur du trapèze et le bord postérieur du sterno-cléido-
mastoïdien. Nous mettons ce dernier à nu et nous sec-
tionnons le deuxième feuillet de l'aponévrose pour pouvoir découvrir le corps du muscle. Après avoir dénudé
ainsi avec soin le bord du muscle à l'aide de pinces et d'un
bistouri, on aperçoit au-dessous de ce bord le nerf grand
auriculaire (fig. 6) qui l'enlace et qui se présente obliquement et en avant. En suivant le nerf et ses rameaux
qui cheminent en général en arrière et au-dessous du
sterno-cleido-mastoïdien, on arrive sûrement au troisième nerf cervical (fig. 6, B). Avec des pinces ou une

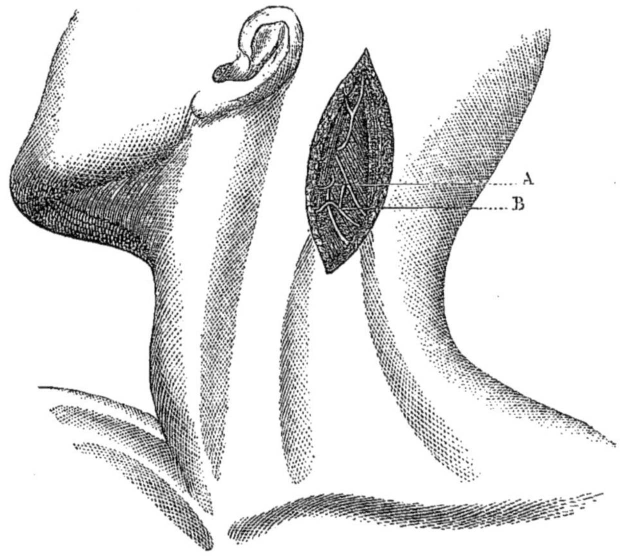

FIGURE 6

sonde en bois, on écarte fortement les parties voisines

de façon à pouvoir le saisir avec le doigt, entre le scalène et le releveur de l'épaule ou splenius (colli) à sa
sortie de la vertèbre. On peut rechercher le quatrième
nerf cervical en se dirigeant de ce point en bas, sur le
bord postérieur du sterno-cleïdo-mastoïdien. On se
rappellera que de ce quatrième nerf cervical se détache
le nerf phrénique, tandis qu'en tirant au dehors le troisième nerf cervical, on peut agir plutôt sur le nerf
accessoire.

La tête est avant tout le lieu des irradiations périphériques du nerf trijumeau au sujet duquel il est de notre
devoir de décrire notre opération. On le met à nu dans
les parties consacrées à la névrotomie.

a. *Nerf sus-orbitaire*. On palpe avec le doigt le bord
supérieur de l'orbite, en allant de dedans en dehors de
l'angle interne ; le doigt découvre facilement pendant ce
trajet, au moment de son passage à la partie moyenne
du tiers interne un enfoncement qui correspond à la sortie du nerf sus-orbitaire. Après avoir fixé le lieu de l'émergence à l'aide de la pointe du doigt, on fait une incision
(fig. 7, A) qui, partant de la naissance de la paupière, se
dirige en haut à travers le sourcil. Dans l'étroite ouverture de l'incision, on voit souvent à la partie interne quelques fibres du muscle orbiculaire que l'on doit sectionner
et l'on aperçoit le nerf dans la plaie. On glisse alors sous
lui une aiguille à suture, on l'attire ainsi de son lit en dehors de l'orbite et l'on pratique l'élongation. Afin de
l'exercer le plus possible dans le sens centrifuge, on se

servira avec avantage de pinces dont les pointes auront
été recouvertes de gomme.

Comme pansement, il suffit simplement de recouvrir

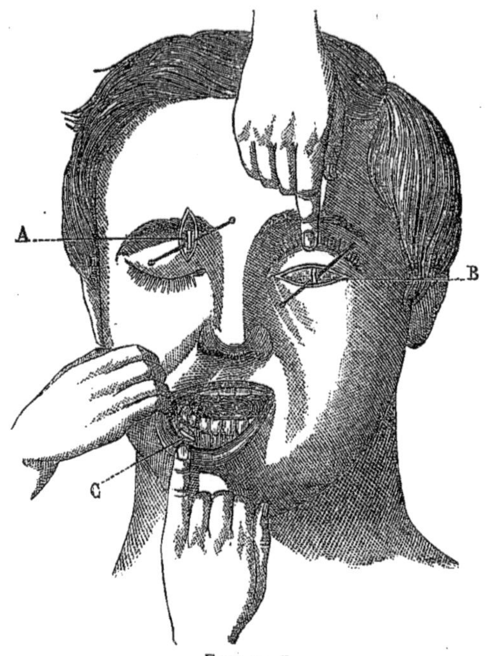

FIGURE 7

la plaie d'une couche d'amadou. La partie inférieure
s'imbibe de sang et adhère à ce sang qui s'est figé. La
couche supérieure sera imprégnée de collodion.

Le nerf doit être décidément mis à nu par une incision
verticale à travers les parties molles ; ce procédé est préférable à celui qui consiste à faire une incision transversale. Avec celle-ci on est très exposé à sectionner le nerf,

même lorsque l'incision longe le bord de l'orbite, car la position du nerf dans le sillon se trouve à une profondeur variable.

b). *Nerf sous-orbitaire.* Sa mise à nu à sa sortie du canal sous-orbitaire se fait à l'aide d'une incision en arc de cercle qui se pratique immédiatement au-dessous du rebord sous-orbitaire et parallèlement à lui (fig. 7, B). A la rencontre du tiers moyen et du tiers interne de cette incision, on écarte les parties molles avec une sonde que l'on glisse en bas, immédiatement au-dessus du maxillaire, et l'on met à nu l'expansion du nerf en forme de pinceau. Lorsqu'on découvre le nerf exactement sous le rebord osseux du canal sous-orbitaire, par une incision peu profonde, il n'y a, à mon avis, peut-être aucune utilité à pratiquer l'élongation : si l'on n'entame pas le canal la traction centripète ne peut se faire sûrement. En dedans du canal, le nerf alvéolaire quitte le tronc du sous-orbitaire pour pénétrer dans le canal alvéolaire du maxillaire. Dans son trajet dans ce canal, le nerf est fixé comme par des racines, et ce n'est pas d'une traction même énergique qu'on peut attendre un résultat favorable. Il est préférable en ce cas, pour pouvoir le suivre plus loin, de mettre à nu le nerf dans le canal sous-orbitaire, selon la méthode de Wagner ; c'est elle qui paraît le moins empiéter, tout en donnant cependant un champ libre à l'opération. On se sert pour cela d'une gouge façonnée en forme de griffe ; on détache la paupière inférieure de son insertion orbitaire, on la porte en haut et en même temps, à l'aide d'un spéculum en forme de cuiller, on éclaire le canal et on l'ouvre dans toute son étendue ; on attire alors le nerf au dehors à l'aide d'un ténaculum et on l'isole de l'artère qui peut lui être unie. On le saisit ensuite sur un crochet ; on peut alors pratiquer l'élongation.

c. *Nerf alvéolaire inférieur.* La mise à nu et l'élongation de ce nerf à sa sortie du canal alvéolaire est excessivement simple : cette opération est à peine plus difficile que l'extraction d'une dent ; on la pratique avec une grande sûreté et une grande rapidité ; l'angle de la bouche du côté correspondant sera fortement porté en dehors et en bas par l'index d'un aide (ce temps est représenté exécuté par la main même du patient dans la fig. 7). Au-dessous de la deuxième molaire inférieure, peut-être plus près du bord inférieur que du bord alvéolaire de la mâchoire inférieure, on fera une incision horizontale longue de 2 cent. comprenant la gencive et le périoste ; on écarte alors le bord inférieur de la plaie avec une sonde, et le nerf (C) étant découvert à son émergence, on le voit pénétrer dans la lèvre inférieure fortement tendue. Ensuite on glisse une aiguille à suture sous le nerf que l'on attire et son enveloppe résistante étant sectionnée sur le rebord osseux du canal maxillaire à l'aide de la pointe d'un couteau, on peut faire une forte traction sur lui avec un crochet ou des pinces matelassées. Dans cette première incision ou dans celles que l'on pourra faire ensuite sur le trou mentonnier (lequel, je le dis en passant, est situé d'autant plus près du bord dentaire que les individus sont plus âgés), l'artère alvéolaire devra être sectionnée, mais il suffit de presser au-dessous avec le doigt pour épargner une goutte de sang au champ de l'opération. Aprés avoir découvert exactement le trou mentonnier, on exerce une traction centrifuge en dehors du canal. La dislocation ne s'étendra pas toujours jusqu'à l'entrée du nerf dans le canal; après cette première, facile et absolument inoffensive opération, si elle n'est pas suivie de guérison, nous aurons recours à une seconde tentative :

Mise à nu et élongation du nerf à son entrée.

Cette opération se fait d'après la méthode que Paravicini a donnée pour pratiquer ce qu'on a appelé la névrotomie intrabuccale.

La bouche étant largement ouverte (fig. 8), on palpe

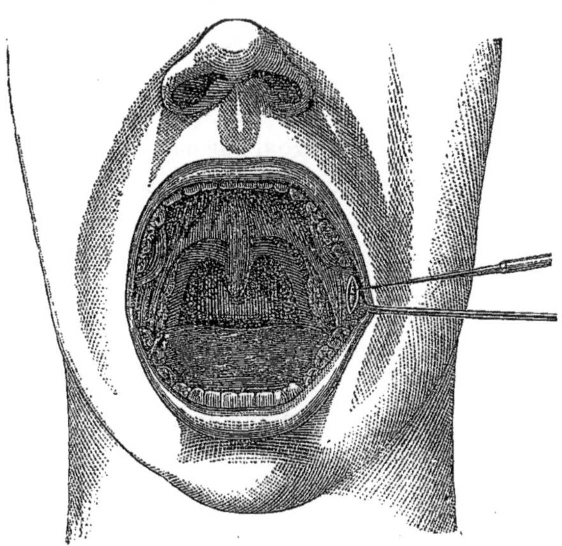

FIGURE 8

avec l'index gauche le bord antérieur de la branche montante du maxillaire inférieur en avant de la dernière molaire; là on sent souvent déjà, en arrière du bord, sur l'épine de Spyx, l'entrée marquée du canal maxillaire. Alors on fait en arrière du bord de la branche montante une incision verticale de 2 cent. qui intéresse la muqueuse, le muscle et le périoste jusqu'à l'os. La lèvre postérieure de la plaie est portée en arrière à l'aide d'une sonde, en même temps par le ptérygoïdien interne. On sent déjà clairement un cordon qu'on peut suivre jusque sur l'épine de Spyx; à travers une plus grande ouverture obtenue à l'aide de la sonde, on peut avoir sous les yeux l'ensemble de la région. En tout cas, on doit suivre le cordon que l'on touche ou que l'on voit jusqu'à son entrée dans le maxillaire, car quelquefois en cet endroit, à la place du nerf alvéolaire, on charge sur le crochet le nerf lingual qui se trouve dans cette région un peu en arrière et au devant du nerf maxillaire (on pourrait peut-être même attaquer le nerf lingual par cette fenêtre). On cherche encore à distinguer le nerf de l'artère alvéolaire au moyen d'un petit crochet à isoler, et on l'attire au dehors pour l'élonger, s'il y a lieu, directement dans le sens centripète et dans le sens centrifuge.

III. — MEMBRE INFÉRIEUR.

La mise à nu des deux nerfs principaux du pied et de la jambe, le péronier et le tibial, correspond à la même opération sur le radial et le cubital à l'avant-bras; elle peut être contre-indiquée dans des cas de troubles des orteils sur les trajets d'un de ces deux nerfs, ou à la suite d'une lésion directe du nerf à la jambe; on doit donc indiquer ici aussi les endroits où l'opération sera faite. Nous pourrons alors choisir un endroit où le nerf ne sera pas profond et où par conséquent il sera facilement accessible.

Nerf tibial.

On peut mettre à nu le nerf tibial au-dessus de l'endroit indiqué pour la ligature de l'artère tibiale postérieure en arrière de la malléole interne; ainsi, au tiers inférieur de la jambe, par une large incision faite à la peau et à l'aponévrose, à égale distance du bord postérieur du tibia et du tendon d'Achille, on peut facilement trouver le nerf séparé des vaisseaux. On peut aussi le trouver facilement dans le creux poplité. A la partie médiane de ce creux, on pratique une incision de 5 centim. qui comprend la peau et l'aponévrose superficielle : la recherche du nerf à cet endroit est rendue difficile par un épais coussin de graisse que l'on écarte avec des pinces et le manche d'un bistouri. Dès que cette couche aura été rejetée des deux côtés, on sentira le cordon du nerf poplité (sciatique poplité) et l'on pourra glisser sous lui une aiguille à suture puis le saisir enfin avec les doigts. A cause de la profondeur notable de la plaie, il est nécessaire d'établir un drainage.

Nerf péronier.

Il est opportun de découvrir ce nerf au-dessus de sa division en rameau superficiel et en rameau profond. Nous déterminons par la palpation la tête du péroné et la corde du tendon du biceps qui part de cette saillie et se dirige en haut (fig. 9, A et B). Immédiatement en ar-

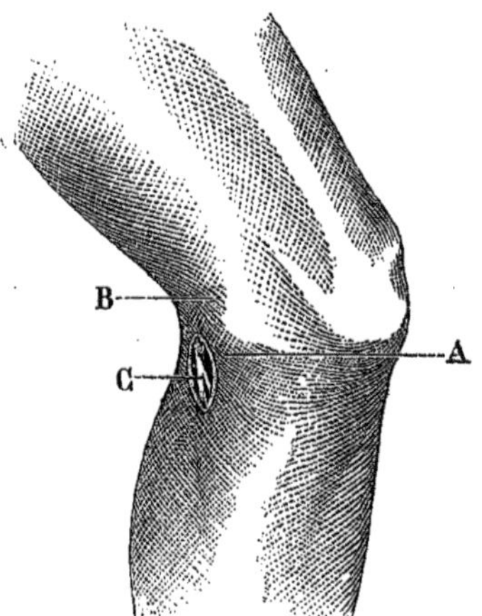

FIGURE 9

rière de la tête du péroné, nous faisons, sur le bord interne du tendon du biceps, une incision de 4 centim. se dirigeant en haut. Nous intéressons dans notre section la peau et l'aponévrose et nous découvrons, d'une façon certaine, quand l'incision n'a pas été pratiquée immédiatement sur le nerf, après avoir un peu écarté la lèvre postérieure de la plaie, au-dessous et en arrière de la tête du péroné, le nerf péronier (C) que l'on peut saisir avec un crochet ou sur une sonde et élonger ensuite dans les deux sens après l'avoir dépouillé de sa gaine juste au milieu du membre inférieur. Si on le juge nécessaire, on pourra facilement le suivre longtemps vers la partie supérieure dans le creux poplité sur le bord interne du biceps. Il existe encore une place où il est superficiel et où il peut être découvert avec une grande facilité, c'est immédiatement au-dessous et en arrière de la petite tubérosité du péroné.

Nerf sciatique.

Jusqu'ici, le sciatique a été mis à nu et élongé à égale distance entre le grand trochanter et la tubérosité ischiatique à la partie moyenne de la fesse.

S'il n'y avait pas cette épaisse couche graisseuse des fesses au-dessus de l'endroit où se trouve le sciatique, la région suivante serait sans contredit privilégiée :

Mise à nu et élongation du nerf sciatique immédiatement au-dessous du pli fessier.

Nous avons l'avantage dans cette région de nous orienter facilement et sûrement; la position du nerf est relativement superficielle; nulle crainte de blesser des vaisseaux; en même temps, possibilité de suivre le nerf avec le doigt et un instrument mousse jusque dans la cavité pelvienne.

Le patient sera couché sur le ventre, on prendra comme

point de repère sur l'articulation coxo-fémorale la tubérosité ischiatique (B) et la pointe du grand trochanter (A);
puis on fera l'incision suivant une ligne droite qui, partant
à égale distance de la tubérosité et du trochanter, vient
rejoindre le creux poplité à sa partie centrale. Sur cette
ligne on choisit le pli fessier; de ce point on fait, vers la
partie inférieure dans la direction désignée une incision

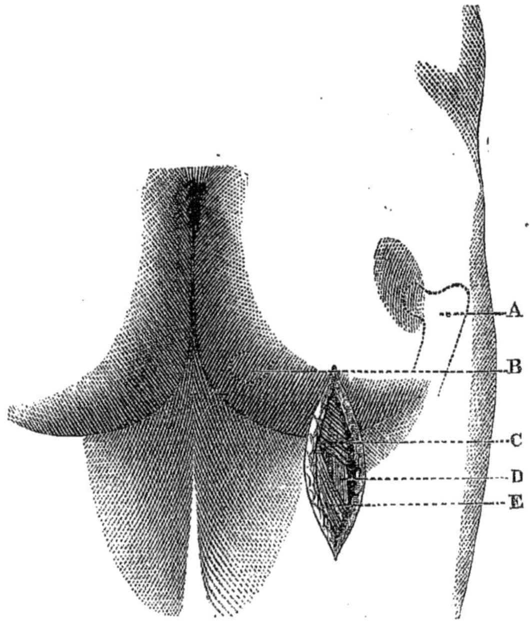

FIGURE 10

de 10 centim. Après avoir sectionné la peau et la couche
de graisse toujours très épaisse en cet endroit, on arrive
au-dessous de l'aponévrose du muscle grand fessier dont
la direction des fibres est oblique; on met alors à nu le

bord inférieur de ce muscle (ce bord ne se trouve pas
dans le pli fessier mais plus bas, fig. 10 C.) Ce bord inférieur sera tiré en haut avec un crochet et, en dedans de
la plaie, on reconnaîtra clairemement la couche musculaire du biceps fémoral (E) dont les longues fibres se diri-
gent sous la fesse en haut et en dedans. Eloignant l'un de
l'autre les deux muscles par une incision du tissu cellulaire, on rencontrera le nerf sciatique (fig. 10 D), sous la
forme d'un cordon vertical de la grosseur du doigt. Tandis que les lèvres de la plaie ainsi que les deux muscles
sont tenus fortement écartés l'un de l'autre en haut et en
bas, on saisit le nerf avec un crochet et, l'attirant au dehors, on le rend ainsi accessible dans cette large ouverture. On peut le suivre sous le pli fessier, très loin, vers
la partie supérieure, avec le doigt et une sonde; on par-
vient ainsi manifestement à pénétrer jusque sous le bord
inférieur du muscle pyramidal dans l'échancrure sciatique. Nous n'abandonnerons cette région que quand il
sera nécessaire, en raison de l'état de laxité du nerf, de
faire une plus complète élongation; nous devrons alors,
s'il le faut, pratiquer une incision directement sur l'échancrure sciatique pour pouvoir l'explorer; le nerf sera ainsi
mis à nu en cet endroit par une incision faite au milieu
de la fesse.

On préviendra avant tout la possibilité d'une accumu-
lation de pus sous la fesse, pouvant envelopper le nerf et
se propager dans la cuisse; c'est une nouvelle raison en
faveur de la région que nous avons proposée. En établis-
sant un drainage jusque dans la partie la plus élevée de
la plaie si c'est possible, on évitera facilement l'accumu-
lation du pus.

CONCLUSIONS.

I. — L'élongation d'un nerf mixte, consistant à pratiquer directement l'étirement de l'organe central, abolit la sensibilité dans le territoire de ce nerf ; elle respecte la motricité quand elle ne l'exagère pas.

II. — L'élongation détermine, quand elle est exercée avec une grande force, des troubles trophiques dans la région innervée par le nerf élongé.

III. — L'élongation (1) peut servir de procédé expérimental pour la recherche du fonctionnement des nerfs.

IV. — L'élongation des nerfs s'attaquant particulièrement à l'élément sensibilité, c'est donc exclusivement contre les névralgies violentes et contre les douleurs fulgurantes de l'ataxie qu'on pourra l'employer.

Encore devra-t-on se rappeler qu'elle peut causer de grands accidents et que même, dans certains cas, elle a déterminé la mort.

(1) L'élongation du pneumo-gastrique provoque de la pneumonie et quelquefois de la glycosurie ; elle donne lieu à une vaso-dilatation réflexe de l'oreille avec contraction pupillaire. (Congestion bulbaire.)

Elle détermine enfin un ralentissement de la respiration et des battements du cœur.

BIBLIOGRAPHIE.

LANGENBUCH. — Ueber Dehnung grosser Nervenstämme bei Tabes dorsalis. (Berlinner klin. Wochens., 1879, nº 48 et 1880, nº 16.)

ESMARCH. — In Deutsche Med. Wochens., 1880, nº 19, et Central. für Nervenheilkunde, 1880, nº 10.

ERLENMEYER. — Zur Dehnung grosser Nervenstämme bei Tabes dorsalis. (Centralblatt für Nervenheilkunde, 1880, nº 21, p. 411.)

LABORDE. — Communications à la Société de biologie de Paris, janvier et février 1881.

BROWN-SÉQUARD. — Recherches sur les effets de l'élongation du nerf sciatique chez les animaux ayant eu une hémisection de la moelle épinière. (Communication à la Soc. de biologie de Paris, 29 janvier 1881.)

MARCUS. — Recherches histologiques dans le cas de l'élongation des nerfs mixtes. (Communication à la Soc. de biologie de Paris, mai 1881.)

QUINQUAUD. — Communication à la Soc. de biologie de Paris, avril 1881.

WITKOWSKI (L.). — Zur Nervendehnung. Archiv. für Pyschiatrie und Nervenkrankheiten, IX, 1881, 532, Heft 2 und 3.

WATSON. — The Lancet, nº 7, 1878.

CRÉDÉ. — In the London med. Record, 1880.

GEN. — In the London med. Record, 1880.

POOLEY. — New-York med. Record, 1880.

GERALD BOMFORD. — The Lancet, février 1881.

LAWRIE (E.). — The Lancet, 1881.

EULENBURG (A.). — Centralblatt, avril 1880.

BERGER. — Centralblatt, 1879.

BERNHARDT. — Zeitschrift für Klinische Medicin. 1881.

ESMARCH. — Nervendehnung bei Tabes dorsalis, Ebenda.

CRÉDÉ. — Nervendehnung, 1880, nº 16.

DEBOVE et GILLETTE. — Elongation des nerfs dans l'ataxie locomotrice, Société méd. des hôp., 10 décembre 1880 ; Gaz. hebd., 1880, 823.

Blachez. — Revue critique sur cette question, Gaz. hebd., 1880, 834.

— Revue d'Hayem, 1880, XVI, p. 286. Article critique.

Sury Brienz. — Nervendehnung bei Tabes. Correspondenzblatt, 1880, 789.

Charlton Bastian. — Clinical lecture British med. Journal, july 2, 1881.

Czerny. — Nervendehnung. Arch. für Psychiatrie, X, 284.

Westphal. — Zur Nervendehnung bei Tabes dorsalis. Berlinner trelin, Woch, 1881, 8.

Quinquaud. — Communication à la Soc. de biologie de Paris. Séance du 23 avril 1881.

Nussbaum. — Bloslegung und Dehnung der Ruckenmarks. — Nerven. Eine erfolgreiche Operation. Deutsche Zeitsch. für Chirurgie, 1872, I, 450-465.

Vogt (P.). — Die Nervendehnnng als Operation in der chirurgischen Praxis. (Eine expérimentelle und Klinische Studie.) Leipzig, 1877.

Blum (A.). — De l'élongation des nerfs. Archives gén. de méd. Paris, 1878, janvier et février.

Marcus et Wiet. — Recherches sur l'élongation des pneumo-gastriques. Glycosurie provoquée. (Communication à la Soc. de biologie, juin, 1881.]

Duvault. Distension des nerfs comme moyen thérapeutique. Thèse de Paris, 1876.

Muralt (Von). — Ueber Nervendehnung. Correspondenz-Blatt für sckweizer. Aerzte, 1880, 139.

Prévost. — Revue médicale de la Suisse Romande, octobre, 1881.

Wiet. — Société de biologie, octobre, 1881.

James Putnam. — Archives of Médecine, 1881.

Panas. — Archives d'ophthalmologie, août, 1881.

Gellé et Wiet. — Lésions auriculaires nées sous l'influenee de l'élongation des pneumogastriques. Société de biologie de Paris, octobre, 1881.

TABLE DES MATIÈRES

Paris. — A. PARENT, imprimeur de la Faculté de médecine, rue Monsieur-le-Prince, 31,
A. DAVY successeur.

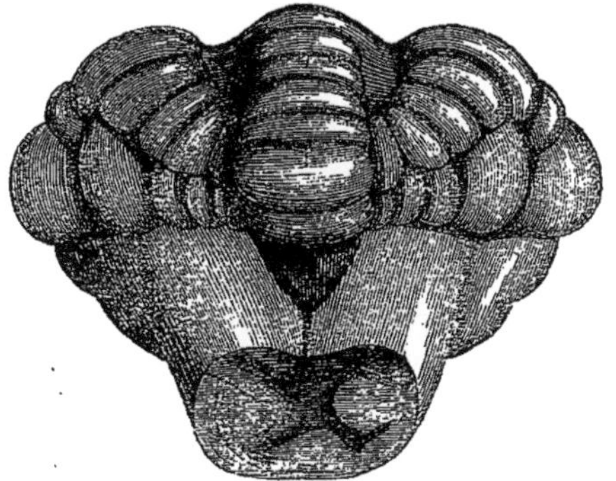

Cervelet et bulbe du lapin deux fois grossis. On
remarque à droite, au lieu d'implantation des racines du vague, une plaque ecchymotique survenue
à la suite de l'élongation du pneumogastrique droit.

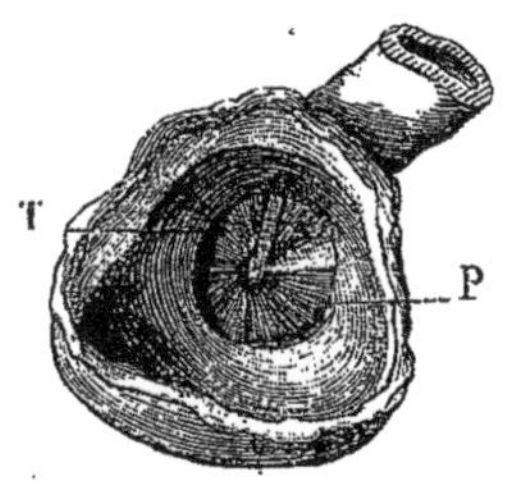

Bulle ouverte laissant voir à
travers le tympan transparent (T),
la plaque rouge ecchymotique de
la paroi inférieure (P) du conduit
auditif externe osseux.

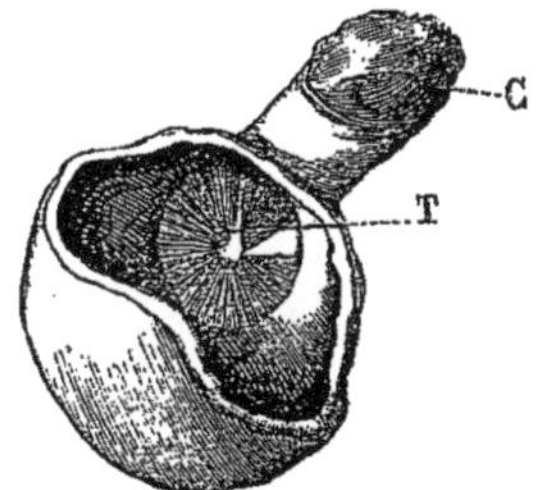

(C) Caillot rutilant qui remplit
le méat et déborde; on le voit encore à travers la transparence du
tympan (T); la bulle est saine et
libre.

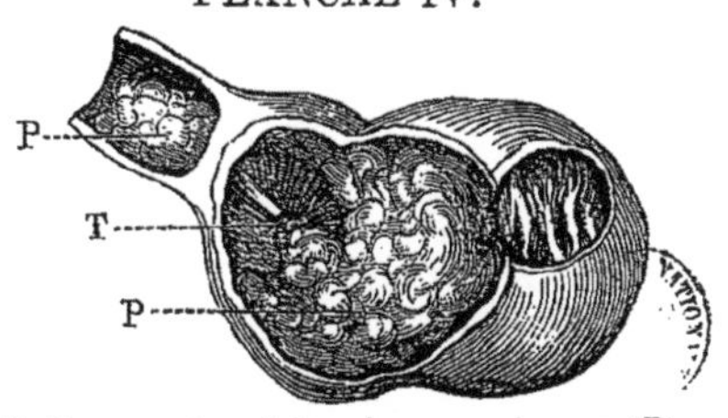

Bulle ouverte, pleine de pus crèmeux (P),
tympan (T) perforé laissant sortir le pus dans
le conduit auditif externe.

Les planches II, III et IV sont des schémas deux fois grossis, représen-
tant les troubles auriculaires survenus chez un lapin, à la suite de l'élongation du pneumogastrique.